やめる美容

友利 新

光文社

はじめに

「頑張るのはいいことだ」――ダイエットをはじめ、さまざまなジャンルでこんな常套句を耳にしますが、私はそうは思いません。

人間、楽をすることも必要です。だって、みなさん十分に頑張っているんですもの。特に女性は常に凛と美しくいることが求められ、子どもができれば頼りがいのある親であらねばと感じる。きっとお仕事も忙しく、毎日がめまぐるしく過ぎていっていることでしょう。

しかも、日本人のストイックな国民性のせいか、楽をすることや手抜きをすることを悪と感じる方は少なくありません。

みなさんいつも頑張っているのだから、ちょっとくらい楽したっていいんです。「頑張る」ことをやめていいのです。

2人目が生まれ子育てが本格的になってきた頃、多忙すぎる毎日に全く余裕をもてず、私は「もう美容の仕事はできないかもしれない」と思った時期があります。でも、きれいではい続けたい。そんな葛藤があり、忙しくても、頑張らなくてもできることは何だろうかと考えました。

そして、たどり着いたのが「やめる」という美容です。

もちろん、毎日手を掛けている方々の足元には及ばないかもしれません。でも、忙しい今、能動的に何かを「する」ことはできなくても、自分のために何かを「やめる」ことならできる。忙しいタイミングだからこそ、〝攻め〟ではなく、〝守り〟の姿勢が大切なのだと気づきました。

「やめる」美容をするためには、知識が必要です。同じ生活習慣でも「なぜ、これは美容に効くのか」「なぜ、これはダメなのか」と判断基準を持っているだけで、美容にとって正しい選択を取ることができます。ジムに行っての筋トレをやめ、階段の上り下りで下半身を鍛える。コンビニへ行ったときお菓子を買うのをやめ、別のものを手に取るようになる――この本では、毎日の生活習慣のなかで「やめる」選択肢を増やすための知恵を数多く掲載しています。

私と同じように子育て中の方はもちろん、お仕事や家事で忙しくされているみなさん。忙しさを理由に美容を諦めるのではなく、「やめる」ことで日々の生活を変えてみませんか。

まずは「頑張る」ことをやめましょう。一生続くのが生活習慣です。無理のあるダイエットなどを続けていたら必ず体にガタがきます。いかに楽をして成果を得るかということを考えたほうが何倍もあなたのためなのです。

3人目を出産した今、私はより一層自分のために時間が取れなくなりました。「これをやる」はできないけれど、「これをやめる」だったら、案外なんとかなるものです。

さあ、「やめる」の扉を開きましょう。

友利　新

Contents

はじめに 2

第1章
体を変える、整える
食べ方の基本 9

理想の食べ方について 10
肉について 14
魚について 18
野菜について 22
主食について 26
乳製品について 30
乳酸菌について 34
大豆製品について 37
発酵食品について 41
ナッツ類について 44
コーヒーについて 47

第2章
美容の鍵となる
オイルのやめ方、選び方 53

オイルの基本 54
それぞれの特徴 58
上手な摂り方 63
オイルの選び方 66
オイルの保存 69
カメリナオイルについて 71

第3章
無駄な努力、食べ方の癖…
やめるべき20の習慣 75

1 コンビニサラダはやめる 76
2 サラダチキンはやめる 80
3 カレールーはやめる 83
4 おいしい野菜ジュースはやめる 86
5 ビタミン飲料はやめる 89

6 家ごはん神話はやめる 92
7 カロリー計算はやめる 95
8 糖質オフはやめる 98
9 ココナッツオイルのダイエットはやめる 103
10 サラダ油はやめる 106
11 肉で脂肪燃焼はやめる 109
12 ファミリーサイズはやめる 112
13 玄米の摂りすぎはやめる 116
14 ストイックな食事はやめる 119
15 ポテトサラダはやめる 122
16 グルテンフリーはやめる 125
17 油ものの翌日は油を控えるはやめる 129
18 肌トラブルに合わせた化粧品はやめる 132
19 新型アレルギー検査はやめる 136
20 ランニングはやめる 140
Column バロメーターとなる服を持っておく 144

第4章 もっと美容を極めるための 生活習慣

生活習慣 147
食事の時間 148
間食の仕方 152
スーパーとコンビニの活用術 156
外食の注意点 162
睡眠のとり方 165
運動のしかた 168
リラックスのヒント 172
マインドセット、習慣づけたいこと 176
Column 肌との接触を気をつけたいアレルギーについて 182
1週間の食事例 186
おわりに 190

第1章

体を変える、整える

食べ方の基本

食は美と健康を作ります。「やめる」前にまず
正しい食について知りましょう。一気にではなく
少しずつでも、見直すことが大切です。

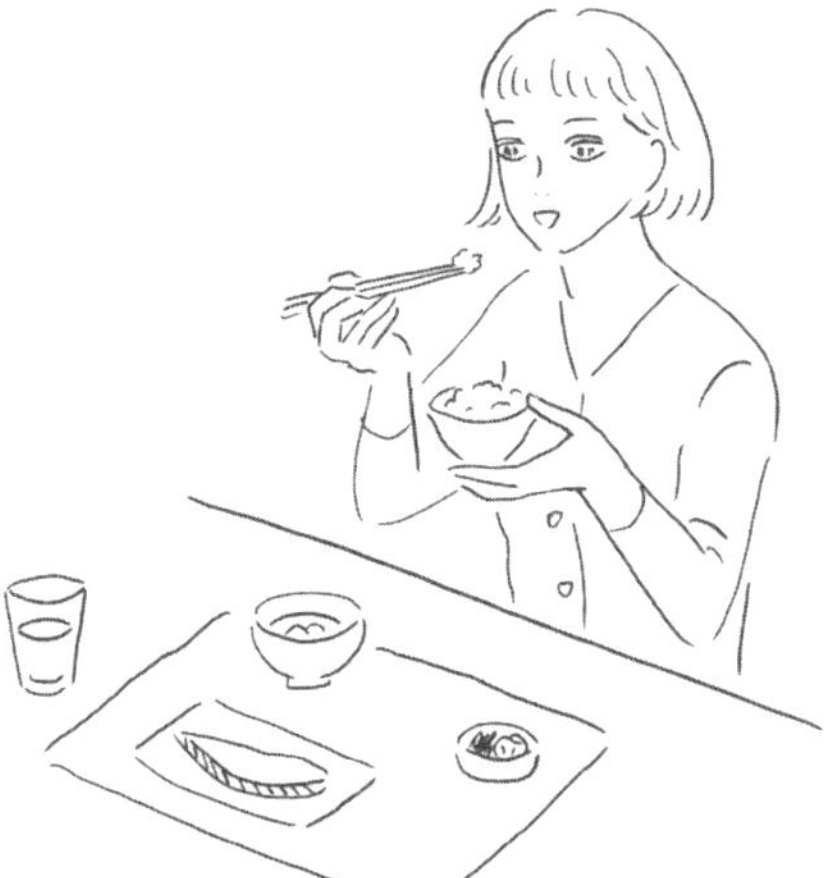

理想の食べ方について

きれいを作るタンパク質の黄金比

肉や魚といったタンパク質は、私たちの体に必要不可欠な栄養素。みなさんは1週間のうち、どれくらいの量の肉と魚を食べているでしょうか？

もちろん、「食べすぎ」でも「食べなさすぎ」でもNGで、なによりもバランスよく摂取していくことが大切です。

健康で、きれいでいるために目安にしていただきたいタンパク質の黄金比があります。

大豆：魚介類：肉類＝2：3：2

1週間（7日間）のうち、その日一番しっかり食べる食事においてこのバランスを意識するのがベストです。

肉の内訳の目安は、鶏肉が半分、豚肉や牛肉などの赤身肉がもう半分です。動物性の油を摂りすぎてしまうと動脈硬化のもととなるため、食べすぎには注意が必要。また、ソーセージなど加工肉は大腸がんのリスクを増やす危険性もあるといわれているため、避けておいたほうが無難です。

魚介類の種類はＤＨＡやＥＰＡを含む青魚がいいでしょう。栄養の観点を抜きにしても、青魚は低カロリーで高タンパクな食材なので食べておいて間違いないと思います。「魚だけじゃちょっと」という方は、貝類やエビ、イカ、タコなどを取り

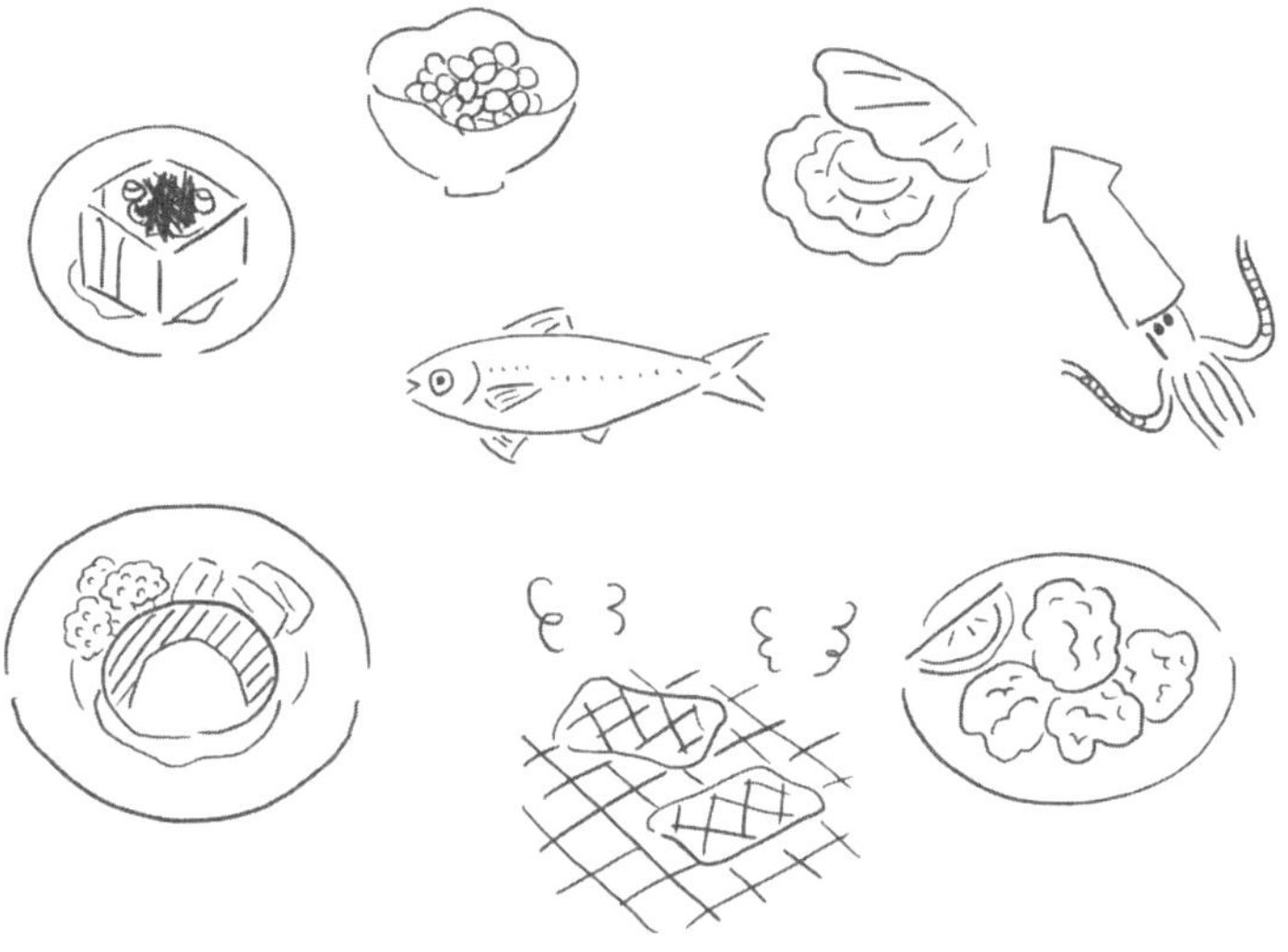

入れてバリエーションを変えていってもOKです。

大豆に関しては、納豆や味噌汁など大豆製品を工夫して食卓へ取り入れましょう。

もし、大豆を食べるのにあまり気が進まないようでしたら、魚4・肉3の割合でも大丈夫です。

週3回以上、お肉を食べるのはやめる

とにかく肉は、メインとなる食事で週3回以上食べないことを意識してください。

この黄金比のうち、大豆や魚の比率が増えるのは問題ありませんが、お肉の量だけは増やさないように!

そして週3回は魚中心の食事を。調理法も油を使って炒めたりするよりは「焼く」「煮込む」「蒸す」などしていただきましょう。


そうそう、卵も大切なタンパク質です。大豆の割合の部分を卵にしてもいいですよ。ただし、卵を食べるとき、バターたっぷりのオムレツなどにするよりは、温泉卵やゆで卵をサラダに添えて食べるほうがベター。

私がよく自宅で作るのは、煮卵と手羽先の煮込み料理。煮卵を加えると、お肉だけでおなかいっぱいにならず、タンパク質をバランスよく摂取できます。

主食は朝昼晩にこだわらなくていい

昔から1食には白いご飯がセットの印象が強いかもしれませんが、私は必ずしも3食ご飯を食べる必要はないと思っています。もちろん、育ち盛りのお子さんがいらっしゃる場合は別ですが、年をとり、だんだん代謝が落ちてくる状況ならば、糖質は無理に摂らなくてもOK。どちらかというと、お肉や魚からタンパク質をしっかり摂るほうを優先させてください。

また、理想の食事として大切になってくるのはビタミンやミネラル、食物繊維。これらは野菜やフルーツから積極的に摂り、特に摂取する食物繊維の量を減らさないようにしましょう。

体を維持していくためのタンパク質。そして、体を潤し、調整するビタミンやミネラル、腸内環境を整えるための食物繊維——理想の食事はこれらをバランスよく摂取していくことから始まります。

肉について

美肌なら赤身肉、ダイエットなら鶏肉・ラム

どのお肉を摂るのがいいか——これについては美容において何を優先すべきかで変わってきます。

まず、肌の美しさを優先するのなら、牛や豚の赤身肉がベスト。鉄分という視点でみると、特に牛の赤身肉が一番。鉄分には肌の血流をよくする働きがあります。また、牛の赤身肉には、ビタミンB群がたっぷり入っているので栄養価も抜群です。部位でいえば、霜降りやバラ肉ではなく、ヒレ肉やもも肉を選ぶといいでしょう。

ダイエットでしたら、ヘルシーな鶏肉を選択肢に入れましょう。ただし、鶏肉はヘルシーな分、栄養素が少ないのが難点、ということも覚えておいてください。

また、後ほど詳しく触れますが、鶏肉には必須脂肪酸のオメガ6が多く含まれています。言葉の通り、オメガ6は必ず摂らなければならない「必須」の油ではありますが、じつは身の回りにたくさんあふれている油。普通の食生活で意図せずついつい摂りすぎてしまいがちなものでもあるため、摂取量には注意が必要です。ヘルシーだからといって鶏肉ばかり食べすぎてしまうと、オメガ6の過剰摂取に……。鶏肉は、ほどほどの摂取がちょうどいいのです。

ラム肉には、脂肪を燃焼させるという嬉しい効果があります。鉄分も多く含まれているため、ダイエットをしている人向きのお肉といえますね。

また、気を付けなければいけないのはソーセージ、ベーコン、ハムなどの加工肉。これらは塩分や添加物も多く、肉にはカウントしないのが無難です。

さて、前項でもお話ししましたが、そもそも動物性タンパク質は1週間のうち魚4：肉3の割合でいただくのが理想的です。このお肉の種類の割合は、

《赤身肉2：鶏肉1》

これが理想です。何度もいいますが、鶏肉はオメガ6の過剰摂取にならないように

注意しましょう。赤身肉は牛、豚、ラムをバランスよく上手に織り交ぜながら食べていくことをおすすめします。

週に一度は牛肉のステーキを習慣に

少々個人的な話になってしまいますが、私は献立を決めるのが面倒なので（笑）、1週間の夕飯メニューがだいたい決まっています。月曜日はサーモンの日。火曜か水曜は必ずステーキか焼き肉を。週の中盤でアクアパッツァやエビチリ、焼き魚などでお魚を食べ、金曜日はカレーの日。土日は外食することも多いのですが、平日週5日はだいたいこのローテーションです。

このなかで私が大切にしているのは、週に一度、ステーキを食べるということ。

やり方はとっても簡単です。オリーブオイルを使うこともありますが、オメガ3を多く含むカメリナオイル（詳しくは71ページへ）で揚げ焼きにし、アルミホイルに包んで余熱で火を通します。私と子どもたちは中までしっかり火を通しますが、主人はレア。焼き加減はお好みでＯＫです。焼き肉の場合は、基本は塩コショウで食べるようにし、市販のタレなどは使いません。どうしても焼き肉のタレで食べたいときは、お醤油にみりん、ほんの少しのお砂糖と唐辛子を混ぜて自家製タレを作ります。

週に一度赤身肉を食べると決めてしまえば、献立を考える煩わしさもなくなりますし、何より効率的に鉄分が摂れ、肌に嬉しい食事となります。美肌のために、みなさんにもこの週一ステーキの食事法、試してみてはいかがでしょうか？

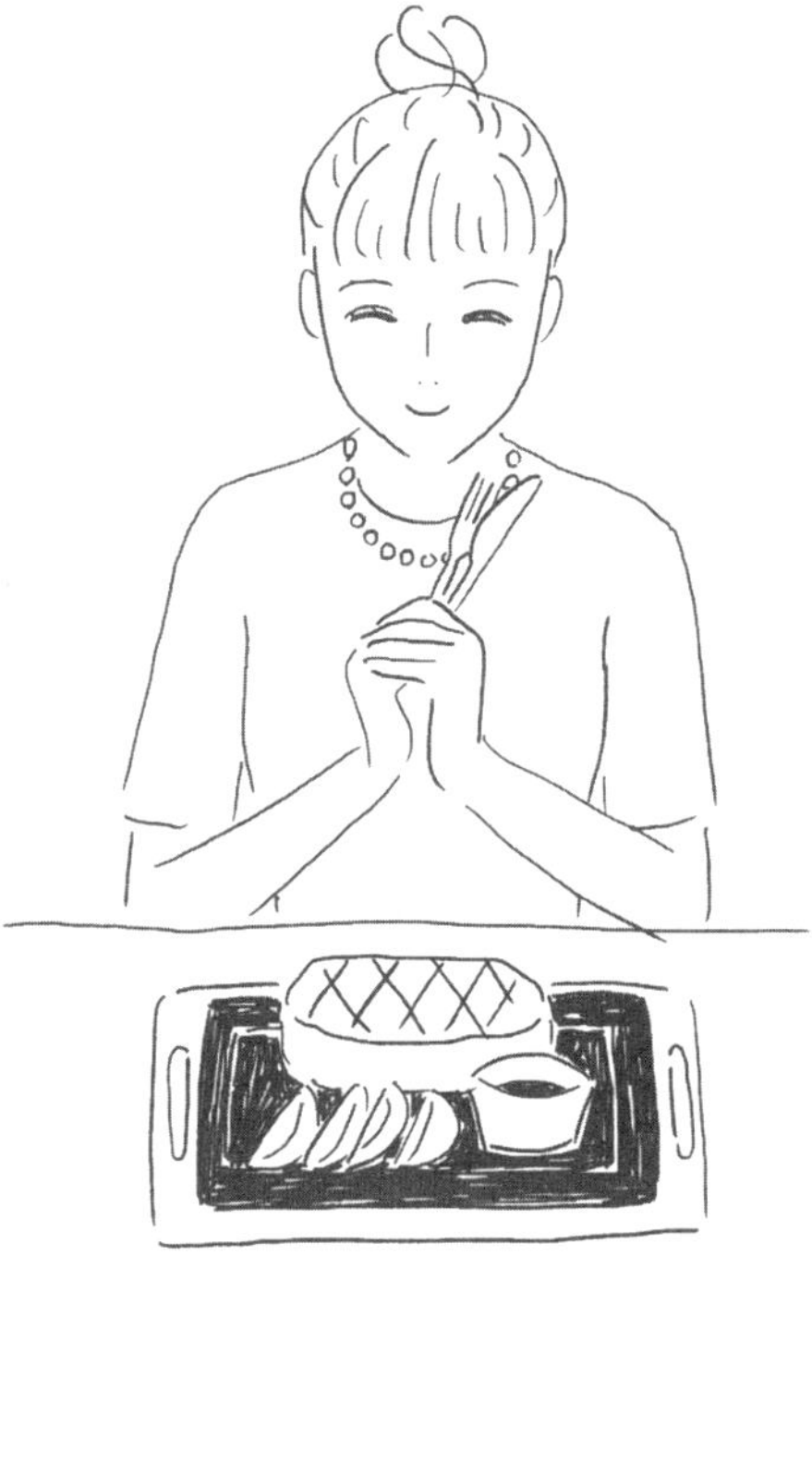

魚について

肉より魚多めの食生活を心がけて

前項でも少し触れた通り、肉と魚でいえば、私は魚を食べる割合を増やしたほうがいいと思っています。1週間のバランスは、この割合が黄金比です。

《魚4：肉3》

なぜ、魚を食べる比率を増やしたほうがいいのか？　それは、魚には私たちの体に必要な油が多く含まれているからです。

代表的なものはみなさんもご存じの通り、必須脂肪酸であるオメガ3系DHA・EPAですね。これらは、肌の水分量をアップさせる効果があり、肌の乾燥予防にはもってこい。特にDHAは細胞を作り、細胞膜をやわらかく保つうえ、肌に油分を正常に分泌してくれます。また、DHA・EPAには抗炎症作用もあるため、肌に紫外線があたった際の炎症も抑える効果も。総じて美肌の味方だといえるでしょう。

59ページでお話ししますが、美容への効果だけでなく、オメガ3には、体の細胞膜やホルモンを作る作用もあるため、健康のためにも食べておいて損はないでしょう。

みなさんにも馴染み深いサーモンについても触れておきましょう。サーモンにはアスタキサンチンという成分が含まれています。アスタキサンチンには強い抗酸化作用があり、肌の炎症を抑える効果が。スポーツなどをして紫外線によくあたるという方は、積極的に摂るべき食材だといえます。

バリエーションを変えながら魚を食べる

オメガ3の摂取という観点からみれば極論、毎日サバを食べたり、カツオのたたきを食べたりと青魚を摂り続けることがベストです。しかし、それでは飽きてしまい、なかなか続けられませんよね。だからこそ、調理や種類のバリエーションが大切になってきます。
サバやアジ、イワシやカツオなど青魚のほうがDHA・EPAは豊富に含まれていますが、もちろん白身魚にも含まれているため、青魚が苦手な方でも白身魚など別の魚を食べておいたほうがよいのです。

大事なのは、飽きずに食べること。我が家の場合、白身魚はムニエルにしたり、アクアパッツァにして煮汁ごと食べられるようにしたりと、バリエーションを増やして食卓に並べるようにしています。

ただし、調理法での注意点がひとつ。「生・焼く・煮る・揚げる」の四択が主ですが、揚げるとオメガ3が変質してしまうことは頭に入れておい

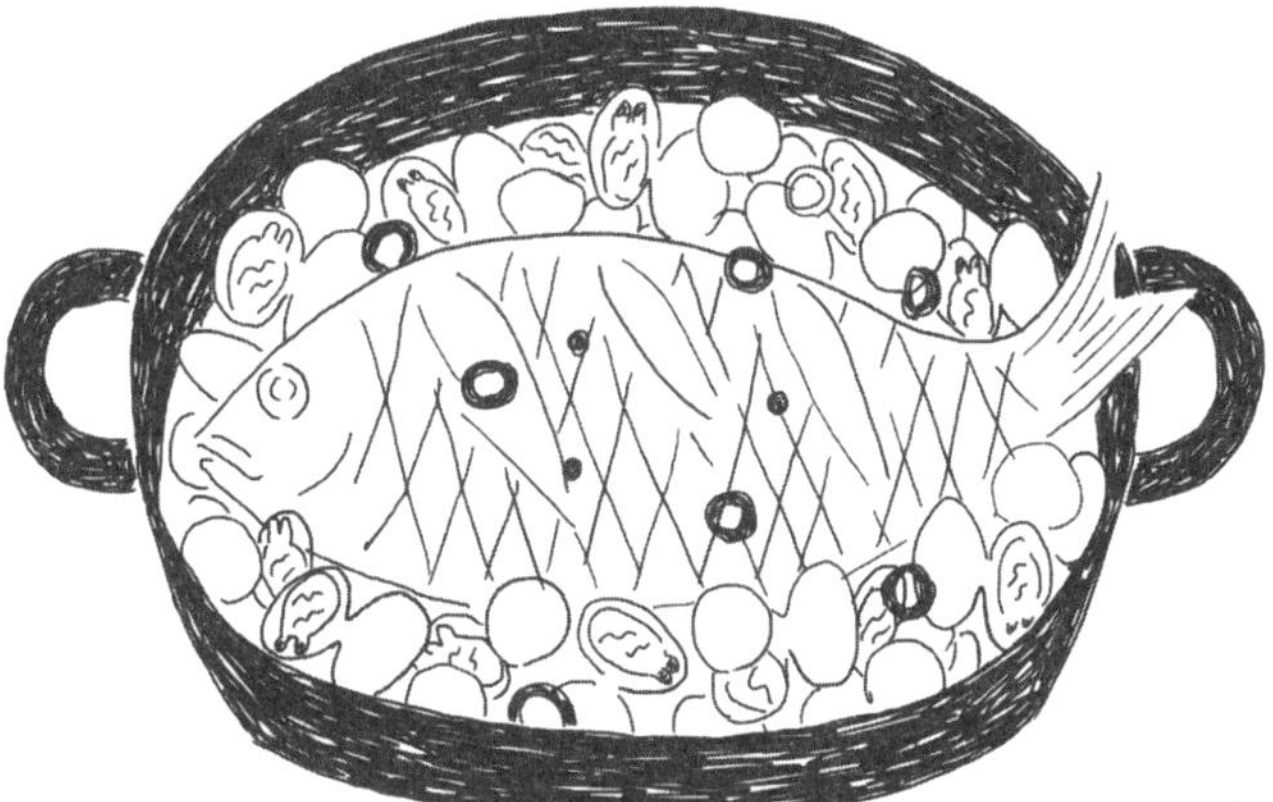

てください。子どもたちはイワシフライが大好きですが、オメガ3は、美容はもちろん子どもの体や脳にもよいとされていますので、揚げものにして摂れなくなってしまうのはもったいない。できれば生で食べたり焼き魚にしたりして栄養をくまなく摂取したいところです。

サーモンにも食べ方のコツがあります。サーモンに含まれるアスタキサンチンは、油分やビタミンCと一緒に食べるとより吸収がよいとされているため、ちょっとした工夫で栄養をより摂取することが可能です。我が家では、オメガ3やオメガ9の油がベースのマヨネーズにレモン汁を少し加えたタルタルソースを添えて、サーモンを週に一度いただくようにしています。

野菜について

美容にはケールが理想野菜！ でも手に入らないときは……

じつは、野菜のなかで、食べたほうがいいものというのがわかっています。まず、トマト。トマトに含まれるリコピンは、コラーゲンの分解や、日焼けによる体の炎症を抑える効果があります。美容にぴったりの野菜といえるでしょう。

そして、葉物野菜です。なかでも特にアブラナ科の野菜がいいといわれています。多目的コホート（JPHC）研究グループによると、アブラナ科の野菜を摂取するほど全死亡リスクが低減するという発表がされているのです。なかでも、みなさんにおすすめしたいのがケール。ケールには、肌の血流をよくする鉄分や肌のしわやくすみを抑えるビタミンKが多く含まれています。

「でも、ケールってなかなか目にしない……」そんなお声も聞こえてきそうですね。

そんなときは、ケールと同じ栄養効果を担う野菜を組み合わせることでカバーが可能です。

同じアブラナ科の野菜では、まずビタミンCが豊富なブロッコリーをおすすめします。でも、ブロッコリーは鉄分が比較的少なめ。したがって、鉄分を多く含むほうれん草を摂って補填しましょう。そして、ビタミンUを補いたかったらキャベツを食べる。このようにケールがなかなか食べられなくても、キャベツ・ブロッコリー・ほうれん草を食べることによってひとつずつ補っていけばいいのです。

小皿ひとつ？　それでは全然足りない！

聞くところによると、だいたい一般的なサラダの摂取は「1日ひと皿（しかも小皿）」が普通だとか。……私からすれば全然足りません！　理想は、ちょっと大きめのボウルに盛ったサラダを1日2回。これを心がけるだけでも随分と変わってきます。

じつは、大皿のサラダを1日2杯食べる人は老けにくいといわれているのです。

食べ方でいえば、生で食べるのがベスト。野菜は炒めると量が半分になってしまいます。炒めたらその倍は食べるように心がけてください。

ちなみに、我が家では朝と晩は必ずサラダを食べるようにしています。毎朝、サラダリーフとサラダほうれん草を洗って水切りしたものをおいておく。上にのせるのは、トマト、ブロッコリー、きゅうりなどです。市販のドレッシングは使わず、バルサミコ酢だったり、オリーブオイルにお醤油を入れて塩コショウをして食べたりしています。

毎日、片手1個分のフルーツも

果物についても触れておきましょう。

フルーツは、毎日片手1個分を摂るのがいいといわれています。「何を食べればいいですか？」とよく聞かれますが、正直、何でもOK。強いていえば、できるだけ旬のものを食べたほうがいいでしょう。

美容でいうのなら、3つおすすめがあります。まずは、ベリー系。特にブルーベリーは強い抗酸化作用のあるビタミンEが豊富なので、紫外線対策にぴったり。次にりんご。ペクチンと呼ばれる成分が入っており、腸内環境によく作用します。最後にキウイをおすすめします。食物繊維やビタミンCが多く含まれているため、食べると体が喜びます。

自分が好きなフルーツを毎日片手1個分食べるだけでも、体の調子はいい方向に向かいますので、ぜひ試してみてくださいね。

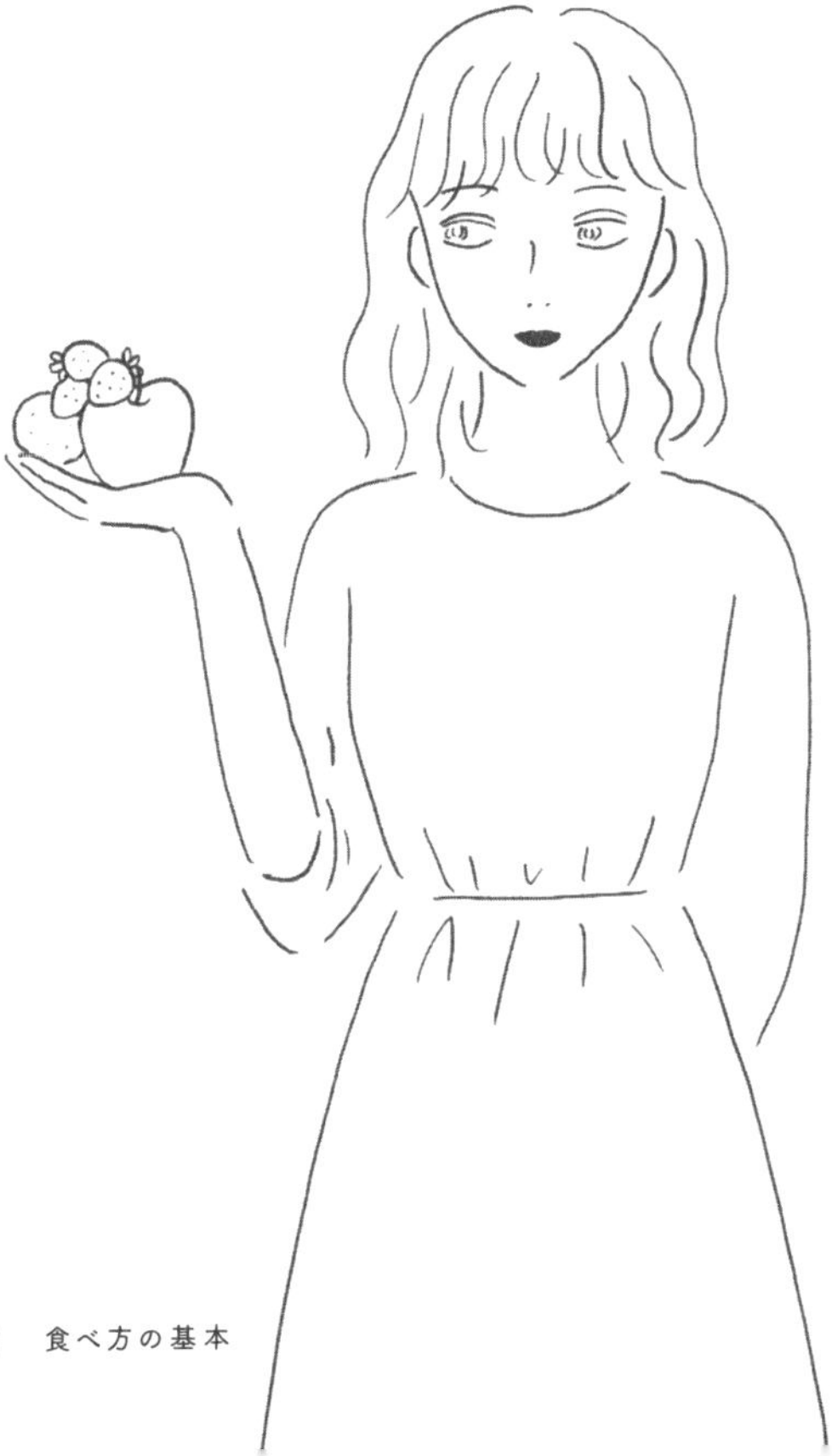

主食について

血糖値の上昇値を表す、GI値

私は糖質オフをおすすめしていません。詳しくは98ページでも触れますが、糖質は体のエネルギー源となるため、まったく摂らないということは大きな危険が伴います。
しかし、糖質オフを推奨していないからといって主食をなんでもかんでも食べればいいという問題ではありません。そのお話をする前に、まずみなさんにGI値というものを知っていただきたいと思います。

ご存じの方もいらっしゃるかもしれませんが、GI値とは、グリセミック指数（glycemic index）の略称です。食べるとどれだけ血糖値が上がるかの値を示します。GI値の数字が高いと血糖値は急上昇し、低ければ低いほど、血糖値はゆるやかに

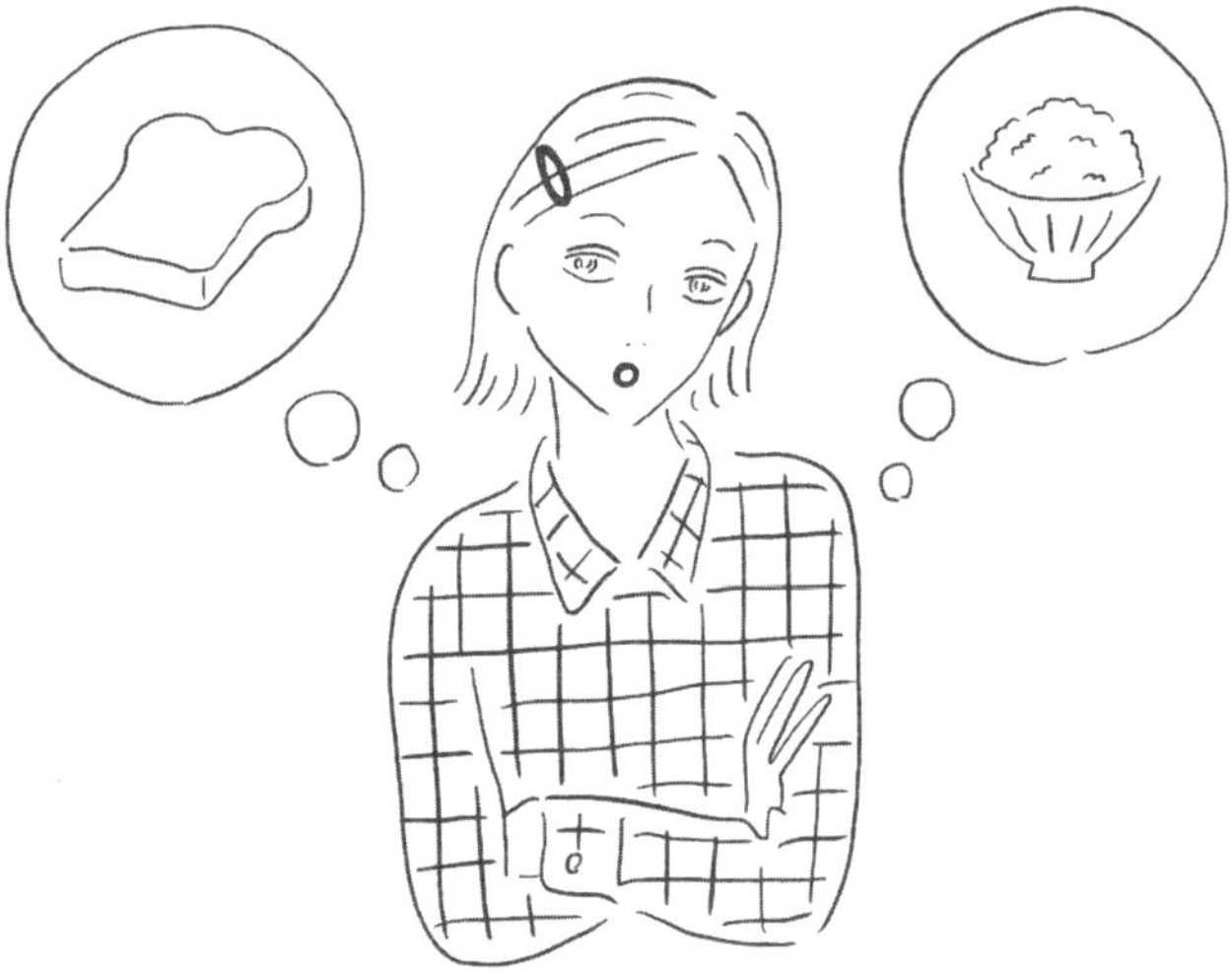

上昇します。
血糖値の視点からいえば、このGI値が低い主食を食べたほうがよいです。例えば、パンや麺類は比較的GI値が高め。精製されているということもありますが、パンには砂糖が含まれていることも多いからです。

だからといって「主食＝玄米」が絶対じゃない

GI値を基準に主食を選んでいただきたいというお話をすると「じゃあやっぱり主食は玄米がいいの？」と思われるかもしれませんね。確かに玄米のGI値は低めなので血糖値を急上昇させないという点では、理に適っています。

でも、玄米にはしっかり噛まないと消化不良を起こしてしまうという落とし穴が……。しっかり噛み、ゆっくり食事が摂れるような時間があれば玄米がおすすめですが、そうでなければ玄米ファーストになる必要はありません。

我が家の場合、子どもがまだ小さいため、「玄米をしっかり噛む」ことが難しい。だから、無理をして主食を玄米にせず、白米をメインに食べています。仮に朝や昼にパンを食べても、他の食事では白米にするなど、1日の食事のうちどこか1回は白米を食べるようにし、GI値を調整しています。仕事や子育てなど忙しい毎日を送るみなさんは特に、「白米は控える！」ということに固執しなくてもいいと、私は思います。

毎食主食を摂る必要もない

一昔前は、空腹の時間を作らず、血糖値を一定に保つことが体にいいというのが医療の世界でも常識でした。しかし、現在、空腹のときほど体を再生する機能が高まるオートファジー効果というものが提唱されつつあります。言い換えれば、毎食主食をとらなくてもOKで、空腹の時間を作るほうが大事だということ。難しそうに聞こえますが、例えば夜19時までに食事を済ませて就寝モードに入り、朝7時に起きるだけでも12時間の空腹の時間を確保することができます。

もう毎食、きちんと食べなければならないという呪縛から解放されてもいい時代です。起き抜けの最初の食事で血糖値が急激に上がって体がだるくなってしまうのであれば、朝はサラダだけでもいい。朝必ずパンやご飯を食べなくてもいいし、一汁三菜にこだわる必要もない。3食きっちり主食を食べることをやめてもいいわけです。

乳製品について

“牛乳至上主義”をやめてみる

一昔前は、乳製品といえば、牛乳がその代表格でした。カルシウムやタンパク質などの栄養素は牛乳から摂るのが基本でしたが、今では乳製品だけでも、ヨーグルトやチーズなどさまざまな食品が登場しています。だからこそ今、あえて牛乳をガブガブ飲む必要はないと私は考えています。

ご存じの通り、骨は老化でどんどん薄くなっていきます。皮膚は紫外線によってたるんできますが、顔の骨が薄くなることでも、顔の肉がみるみるたるんでしまいます。となると、美容的にもやはりカルシウムを摂取しなければいけない。

でも、だからといって何も牛乳だけがいいという話ではないのです。

牛乳を飲むとおなかがゴロゴロするという方は意外と多いのではないかと思います。これは、日本人は牛乳を分解する酵素をあまり持っていないため。調子が悪くなるのであれば、無理をして飲む必要はありません。

もし、牛乳をカルシウム目的で飲んでいるのだったら、小魚に置き換えましょう。焼き魚を食べたり、小魚パックをつまんだりするほうがタンパク質もDHA・EPAも摂れて一石二鳥です。

また、現在では、牛乳を飲みすぎるとがんが増える・飲まないからがんが増えるという真逆の論文も発表されています。どちらにせよ、飲みすぎには注意したほうがいいでしょう。牛乳を否定するわけではありませんが、1日1杯前後がちょうどいいと私は思っています。

タンパク質目的なら、チーズやヨーグルトを取り入れる

牛乳を飲むもうひとつの目的に、「ミルクプロテインを摂る」ということがあります。しかし同じ量で考えれば、牛乳よりもヨーグルトなどの乳製品のほうがタンパク質を

吸収しやすいのです。

牛乳にはタンパク質だけではなく、乳糖や乳脂肪が入っているため、タンパク質の吸収効率が悪いのです。簡単にいうと、何リットルも飲まなければ、体作りのための十分なタンパク質が吸収されないというわけ。だったら、タンパク質をぎゅっと固めたヨーグルトやチーズを食べたほうが理に適うとは思いませんか？

チーズは固形タイプ、ヨーグルトはギリシャヨーグルトが最強

チーズを食べるならキャンディチーズや6ピースに小分けされたチーズなど種類は何でもOK。ただし高級なモッツァレラチーズなどは、乳脂肪が多いし、生クリームが入っているものもあるので注意が必要です。チーズはより固形のものを選ぶほうがいいと覚えておきましょう。

ヨーグルトは無糖がベストです。物足りなければ、冷凍のベリーやはちみつを添えていただきましょう。もしくはスムージーにして飲みやすくしてもOKです。

最近では、カスピ海や植物性乳酸菌タイプ、大豆から作られた豆乳ヨーグルトなどさまざまな種類のものが出回っていますが、もっともおすすめしたいのはギリシャヨーグルト。ギリシャヨーグルトは、プロテインの塊。分離させて作るため、水分が抜けて、タンパク質が多く含まれるのでとりわけ腹持ちがいいといわれています。余談ですが、私はよく、ダイエットや糖尿病などの診察にいらした患者さんに「サラダチキンを食べるんだったら、ギリシャヨーグルトを食べてくださいね」と伝えています。

乳酸菌について

自分と相性のいい〝菌〟を知っておくこと

乳酸菌には、牛乳などから生まれたヨーグルトやチーズなどの動物性と、漬物をはじめとした植物性のものがあります。いずれも主な役割は、腸内で大腸菌などの悪玉菌の繁殖を抑え、善玉菌を育てて腸内環境を整えること。いわば、腸内のバランス調整役です。便通の改善はもちろん、コレステロールの低下や免疫力を高めるなどの働きもあるといわれています。

乳酸菌は摂りすぎることによる副作用が発生しないため、1日の摂取目安量は設定されていません。量というよりも継続して食べることで、腸内バランスが良好に保たれるため、毎日食べることをおすすめします。

よく「どの乳酸菌が一番よいですか」と聞かれることがあるのですが、ずばりその答えは、〝あなたの腸のみぞ知る〟です。腸と乳酸菌の間には相性があります。「流行っているからこのヨーグルトを食べる」のではなく、自分の腸にどの菌が棲みやすいかを見極めてあげることが大切です。

生まれ育った環境で相性のいい菌が変わってくる

なぜ、相性のいい菌は人によって違うのか——。

それは、もともと人間が体に持っている常在菌は、「母乳を飲んで育った」「都会でなく田舎で育った」などその人の生きてきた過程や育ってきた環境によって変わってくるからです。マイクロバイオームという考え方においては、常在菌は母親から受け継がれるものだとされています。ひとりひとりの菌は違う——そういった意味では、万人に絶対にいい乳酸菌というものはありません。

さて、肝心の好相性な乳酸菌の見極め方ですが、非常に簡単です。同じ乳酸菌食品を1～2ヶ月食べ続け、体の調子を確かめること。体に不調はないか、お通じはよくなったかなど体の変化に耳を傾けてみましょう。乳酸菌サプリメントなどでも同じです。

同時に、納豆やチーズ、そのほか発酵食品も一緒に食べ、さまざまな菌を腸に取り入れるようにすることもポイント。乳酸菌には、動物性乳酸菌と植物性乳酸菌の2種類がありますが、正直、どちらがいいかという違いはありません。それよりも、たくさんの種類の菌を食べ、相性のいい菌を見つけることのほうが重要です。

また、詳しくは100ページでお話ししますが、食物繊維を一緒に食べることも腸内の善玉菌をうまく育てるコツ。ヨーグルトにベリーをのせるなど工夫しながら腸の調子を整えていきましょう。

大豆製品について

大豆製品へのこだわりは捨てよ！

カフェオレならソイラテに、プロテインならソイプロテインを……。

特に女性の方は日常的にソイ（大豆製品）を選びがちです。しかし、じつはそこまで強く意識しなくても、私たち日本人は大豆をしっかり摂れています。過度な摂取による健康被害はありませんが、食事で十分な量をカバーできている傾向にあるため、そこまで血眼《ちまなこ》になって摂る必要性はないのです。

そもそもですが、我々の中には大豆を分解する酵素を持っている人と持っていない

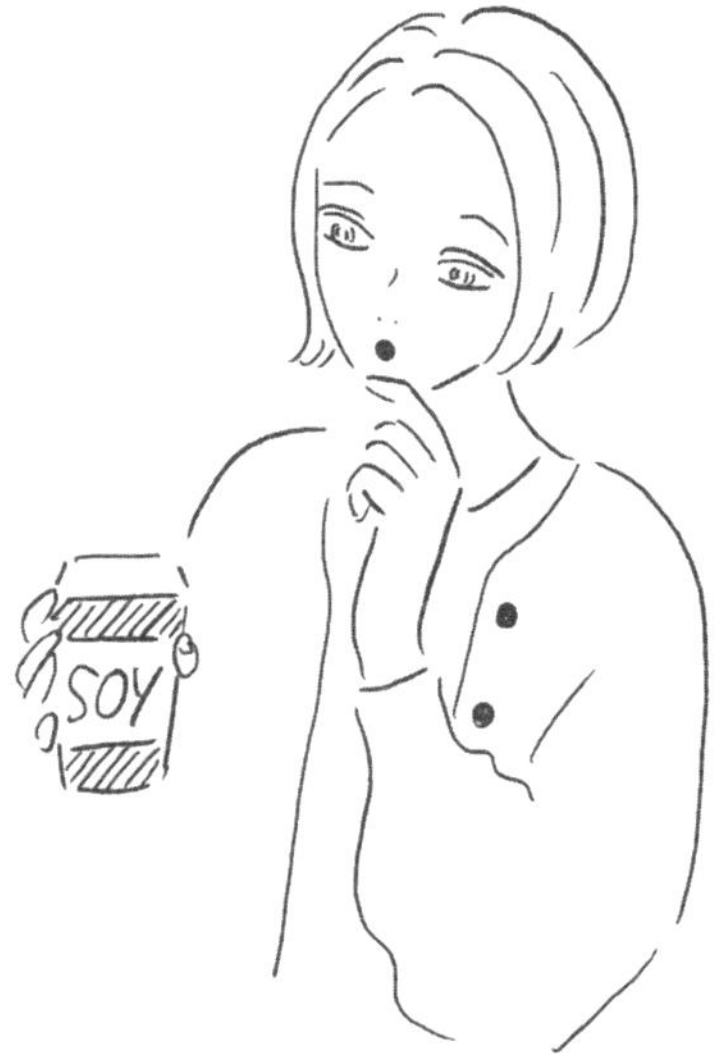

人がいます。残念なことに日本人の2分の1はこの酵素を持っておらず、そういった方が大豆製品を飲んでも、よく聞く〝大豆イソフラボン〟として摂取することができないためあまり意味がありません。

結論としては、ソイへのこだわりをやめることのほうが英断。大豆＝美容にいいなどという思い込みにとらわれず、別の方法でもタンパク質を摂取する方向にシフトしたほうがいいかもしれません。

ホエイプロテインを摂ったほうが痩せる

日常的にソイを食べられる方の中には、タンパク質の摂取が目的という方もいらっしゃるでしょう。ご存じの通り、タンパク質は人間にとって大切な栄養素。粉末状のプロテインを飲み、タンパク質を補っている方も多いでしょう。

一般的なプロテインはホエイをはじめとする動物性のものとソイを使用した植物性のものがありますが、じつは、摂取すると痩せるというエビデンスが確立されているのは動物性プロテインのほう。つまり、ソイにこだわらず、ホエイプロテインを選んだほうが結果的にダイエットの近道になるというわけです。

タンパク質の摂取は食欲を抑える

お肉の食べ放題はすぐに満腹になるけれど、スイーツの食べ放題はなかなかおなかいっぱいにはならない――みなさんはそんな経験ありませんか？

じつは、人間は糖質をいくらでも食べられるようにできています。一方、タンパク質をある程度食べるとおなかいっぱいになってしまう。これは、プロテインレバレッジ仮説という研究からも提唱されている概念で、タンパク質を食べると、その後の食欲が抑えられるのです。

なぜ、人間はいくらでも糖質が食べられる構造を持っているのか。

これは、人間は過去、タンパク質を摂ることよりも、糖質を摂るほうが難しかったので、糖質をできるだけ蓄えておこうとするようになったためとされています。

糖質は体の満腹中枢を狂わせてしまう、一種の麻薬のようなものなのです。

賢いプロテインの摂り方

ダイエットの視点から考えても、タンパク質を摂取するメリットはいうまでもありません。まずは植物性のものではなく、動物性のプロテインを選ぶ。もっといえば、動物性いわゆるミルクプロテインに関しては牛乳よりもヨーグルトのほうが体内への吸収がよくなるといわれています。

そうそう、粉末のプロテインを摂る際にご注意いただきたいことがひとつあります。粉末のプロテインには人工甘味料が入っていることが圧倒的に多いのです。人工甘味料は、人によっては腸内環境を荒らしてしまうことにもなりかねないので、できるだけ甘くないものを選ぶのがベター。そういったタイプのプロテインが苦手でしたら、迷わずヨーグルトをチョイスしましょう。

発酵食品について

上手に微生物の恩恵を受けてきた発酵食品

「発酵」と「腐敗」の違いは紙一重ですが、一番の違いはといえば、「食べられるか」「食べられないか」の二択です。

発酵食品の微生物は主に乳酸菌、麹菌、酵母菌の3つに分かれます。乳酸菌は、糖類から乳酸を作る微生物の総称のこと。ヨーグルトやチーズ、漬物などの発酵食品に含まれます。麹菌は酵素を分泌し、糖類やタンパク質を分解する微生物です。お味噌などには欠かせないものであり、ほか、甘酒などにも酵素の強い麹菌が使用されています。酵母菌は、アルコールを作り出す微生物。日本酒や醤油に使われるものです。

人間は「腐敗」と「発酵」の間を絶妙に渡り歩きながら生きてきました。歴史的にいうと、日本人は乳製品などの動物性というよりは野菜、つまり植物性のものを上手に発酵させてきたように思います。納豆やぬか漬け、味噌や醤油など……。アミノ酸が作られて旨み成分が多くなったり、栄養素に深みが出てきたりすることが「発酵」の一番の恩恵です。

腸内環境が整い、肌荒れ知らずに！

発酵食品のメリットは多岐にわたります。

例えば、納豆はナットウキナーゼによって血液がサラサラになったり、微生物によって保存性が高くなったりなどさまざまな嬉しい効果が期待されますが、発酵食品のよさをあえて一言でいうと、腸内環境を整えてくれるということに尽きると思います。

腸内環境が整うと、お肌の水分量が増えます。まだ未解明な部分ではありますが、便秘の人が肌荒れを起こしやすいというデータも存在します。言い換えれば腸内環境が整っていてお通じのいい人は肌の調子も良好ということ。当然、ニキビなどもできにくくなります。発酵食品を摂取することによって、腸内環境を一定の水準に保つことは、キレイへの第一歩となるわけです。

ひとつではなく、さまざまな菌を摂る

発酵食品の上手な摂り方――それは、いろいろな菌を摂るということ。納豆もヨーグルトも醤油も味噌も……といったように、さまざまな発酵食品を摂るほうが腸内環境によく作用するといわれています。

特に、日本の発酵食品の代表格である味噌は毎度の食卓に取り入れたいものです。我が家ではどんな食事でも味噌汁は毎回摂るようにしています。「毎日味噌汁を飲む」ことを習慣化することによって、発酵食品の恩恵を授かることができます。

ほかにもサラダにはドレッシングではなく、オリーブオイルと混ぜた醤油をかけたり、乳酸菌でいえば、ヨーグルトは毎日食べるようにしたり、チーズを食べたり……。普段の食生活に発酵食品を加えるだけで腸内環境は変わるはずなので、ぜひみなさんにも試していただきたいです。

ナッツ類について

良好な脂質がたっぷりのナッツ類

ナッツ類には、カルシウムやマグネシウムなど栄養的な利点がさまざまありますが、やはり注目すべき特徴は良質な脂質の多さ。特にくるみには、サンマやサバなど青魚と同様、必須脂肪酸であるオメガ3が豊富に含まれています。くるみに含まれているのは、魚介由来のDHA・EPAではなく、植物由来のα-リノレン酸。これらは、体の炎症を抑える効果があり、美と健康のためには欠かせない成分となっています。

また、多くのナッツ類に含まれるビタミンEやビタミンB群などといった成分は美肌によく作用します。特にビタミンEは血流を促進させ、抗酸化作用もあるため、美容向きの成分といえるでしょう。

食物繊維とオレイン酸の効果で便秘予防に

ナッツ類を語るうえで外せないのは、たっぷり含まれている食物繊維。ご存じの通り、食物繊維は、腸内環境を整えるための重要な成分です。また、オレイン酸という不飽和脂肪酸のオメガ9にあたる成分も含まれており、これも腸内環境を整えるのに一役買ってくれています。食物繊維とオレイン酸――このふたつの効果で便秘予防も期待できるのがナッツの強みです。

みなさんにもっとも馴染みがあるであろうアーモンドには悪玉コレステロールをも抑制するオレイン酸が多く含まれています。たくさんのナッツ類のなかでも、カルシウムや鉄、マグネシムや亜鉛といったミネラルバランスに優れているうえ、食物繊維もたっぷり。もちろんビタミンEも含まれているため老化予防には最適です。

何かと混ぜて、ナッツを食べる

こういった視点からみると、ナッツ類は日常的に摂取すべきものだということをおわかりいただけるかと思います。しかし、いざ「ナッツを食べるぞ！」となると意外と大変なのも事実。肉や魚、主食などと違って食卓に並べるイメージがないため、なかなか難しいことかもしれません。

上手な摂取方法のひとつは間食です。スーパーなどでジップ付きのナッツ袋を買っておき、小腹が空いたらナッツをひとかけら。私もナッツを間食として食べることはしばしばあります。甘いお菓子などを食べるよりも良質な油を摂り、腸内環境を整えることを優先させましょう。

もうひとつ、みなさんにおすすめしたいのはナッツを食事に混ぜてしまうという方法です。例えば、くるみなどを細かく砕いてサラダに混ぜる。アーモンドのかけらを朝のヨーグルトに混ぜるといったように、ほかの食事とセットにして摂取してしまえば一石二鳥です。単品で食べることが難しくても、このような方法なら上手に摂取ができるでしょう。

コーヒーについて

薬にも毒にもなるコーヒー

朝、目覚ましのカフェオレを飲み、ランチを食べたら食後の一杯。仕事の合間にアイスコーヒーを飲みながら休憩を取り、カフェに行けばホットラテを頼む――このようにコーヒーは私たちの生活と切っても切れない存在になっていると思います。

では、体の健康という観点から見ると、コーヒーはどのような位置づけなのでしょうか？　じつはコーヒーを飲むことに関しては、賛否両論があるのが現状です。

飲みすぎてもだめだったり、飲まなすぎてもだめだとされていたり……。

カフェインを摂ってから運動をすると脂肪の燃焼が増える、コーヒーを飲むと便秘にいいなどといったプラス方向のデータも存在することは確かです。脳にやる気がおきないときにカフェインを飲むことで脳の疲労物質が低下するという研究報告もあるため、コーヒーを飲むと頭がしゃきっとするというのはあながち嘘ではないでしょう。

しかし、その一方でコーヒーに含まれるカフェインの過剰摂取はめまいや興奮、吐き気等の健康被害をもたらすとされています。

健康に悪影響が生じないと推定される1日あたりの摂取許容量は、個人差が大きいことから国際的にも設定されていませんが、例えばカナダ保健省では、健康な成人は1日あたり最大400mg（約コーヒー3杯分）未満とするなど、世界各国では注意喚起が行われつつあります。

やはり過剰摂取は体に毒。もちろん、個人差はありますが、必要以上に摂取した場合はカフェイン過多になる可能性が高いといわれています。カフェイン、つまりコーヒーは、飲み方次第で「薬」にも「毒」にもなるのです。

1日の摂取量は2〜3杯にとどめて

先の説明の通り、日本ではコーヒーの摂取量というのが明確には設定されていません。では、望ましい摂取量とは？　私は朝昼晩1杯ずつ、つまり1日あたり2〜3杯程度にとどめることをおすすめしています。

もし、あなたが1日2〜3杯のコーヒーを飲んでも飲み足りないのであれば、カフェイン中毒を疑ったほうがいいかもしれません。カフェイン中毒になると、刺激を求めるようになり、カフェインに対しての耐性も出てきてしまいます。

過去、日本でもカフェイン入りのエナジードリンクを飲みすぎて死亡する事故がありました。さらに2〜3杯の摂取で大腸がんになるリスクが低下しますが、それ以上飲むと逆にがんになる確率が高くなるというデータも報告されているなど、過剰摂取が体に毒であることは明確です。

何事も適量が一番です。毎日コーヒーを3杯以上飲んでいる方は特に「カフェイン中毒は命にかかわる」ということを再度認識していただきたいものです。

コーヒーではないコーヒー類にご注意

身の回りにはコーヒーやコーヒーを含んだ飲料品があふれていますが、なかには、コーヒーとは呼べないものも存在することをご存じですか？

例えば、仕事の休憩にとりあえず……と100円程度で購入しがちな缶コーヒー。これに関していいますと、カフェイン以前の話です。缶コーヒーには、添加物や糖質がたくさん入っているので、コーヒーというより「ただの甘い飲み物」という認識を持ちましょう。ブラックならまだしも、もはやこれらをコーヒーと呼ぶことはできないと思います。

また、よく会社に備え付けられている簡易コーヒーマシーン。ボタンをピッと押すと小さな紙コップに液体が注がれ、さらに数十円で購入できるため、日常的に飲まれている方も多いかもしれませんね。

この手のマシーンから出てくるカフェオレに入っている〝ミルクのようなもの〟の正体についてみなさんは考えたことがありますか？　お教えしましょう、これは牛乳ではありません。ただの油です。「カフェオレ」と書いてあるボタンを押したのに、みなさんはカフェオレを飲むことはできていないのです。

よく喫茶店でもらえる小さな容器に入ったコーヒーフレッシュも油です。これをコーヒーに加えたところで、まったくカフェオレにはなりません。

もっと言えば、この油はすべてオメガ6なので、毎度コーヒーにフレッシュを入れている方は気づかぬうちにオメガ6の過剰摂取をしていることになってしまいます。

私からしてみれば、なぜあの液体をコーヒーに入れるのか理解できません。

コーヒーの飲み方の見直しを！

コーヒーは、きちんとした専門店で味わっていただくことをおすすめします。コーヒー専門店と謳《うた》う店ではきちんと豆をひき、抽出したものを提供しているはずです。

また、最近コンビニなどで多く展開されているコーヒーマシーンもその場で豆をひいて淹れてくれているのでよいといえるでしょう。もし、甘みがほしいのであれば、牛乳をちょこっと入れる程度にとどめていただきたいです。

時間が経ったコーヒーは毒になる

また、酸化したコーヒーを飲むことによって懸念される害もあります。酸化しているものを体に入れるのですから、当然体の中が錆びついてしまいます。

やはり、コーヒーは淹れたてに限ります。そもそもコーヒーにはアロマを楽しむリラクゼーション効果というものがあるのですから、時間が経って酸化してしまうと元も子もなくなってしまいますね。

フレッシュな状態のものを1日2～3杯程度にとどめる。そして、缶コーヒーではなく、きちんとした専門店で購入し、入れるとしたら牛乳にする。私はどちらかというと紅茶派ですが、コーヒー派のみなさんは適量を適度に楽しんでいただきたいものです。

第2章

美容の鍵となる

オイルのやめ方、選び方

キレイで元気でいるためには、オイル選びが重要です。いつものオイルをやめるだけでも、あなたの体は変わるはずです。

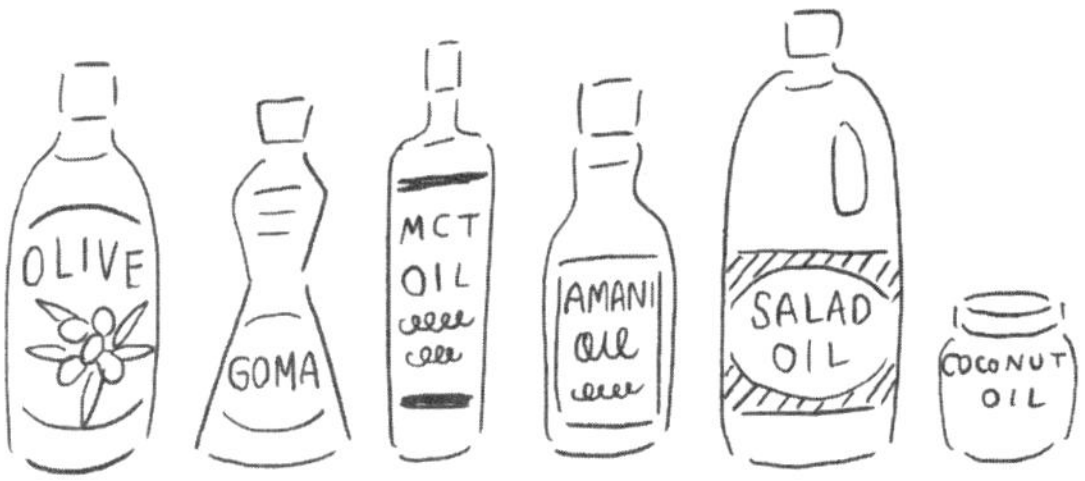

オイルの基本

どのオイルを選び、どう取り入れていくか

これまで多くのメディアで紹介されてきたオイルは、良い・悪いが両極端に分かれて謳われていたようにも思います。油抜きダイエットが流行した影響で、「オイルは体に悪い」というイメージをお持ちの方がいらっしゃるかもしれませんね。

正直なところ、オイルには体にいいところも悪いところもあります。だからこそ大切になってくるのは、正しいオイルの知識を身につけ、〝自分のなりたい像〟に合わせてどういったオイルをチョイスし、どのように食事に取り入れていくかということです。

「油」と「脂」の違いとは？

オイル、つまりアブラは大きく分けて「油」と「脂」があります。この2つの違いをご存じですか？

ざっくりいうと、アブラは固まるものと固まらないものに分けられます。

牛脂など、基本的に固まる動物性のアブラのことを「脂」と呼び、サラサラしていて固まらないアブラは「油」といいます。「油」は、いわゆる植物油といわれるものですね。植物油のなかにも、ココナッツオイルやヤシ油など固まるものもありますが、大きく分けてアブラはこの2種類に分かれます。

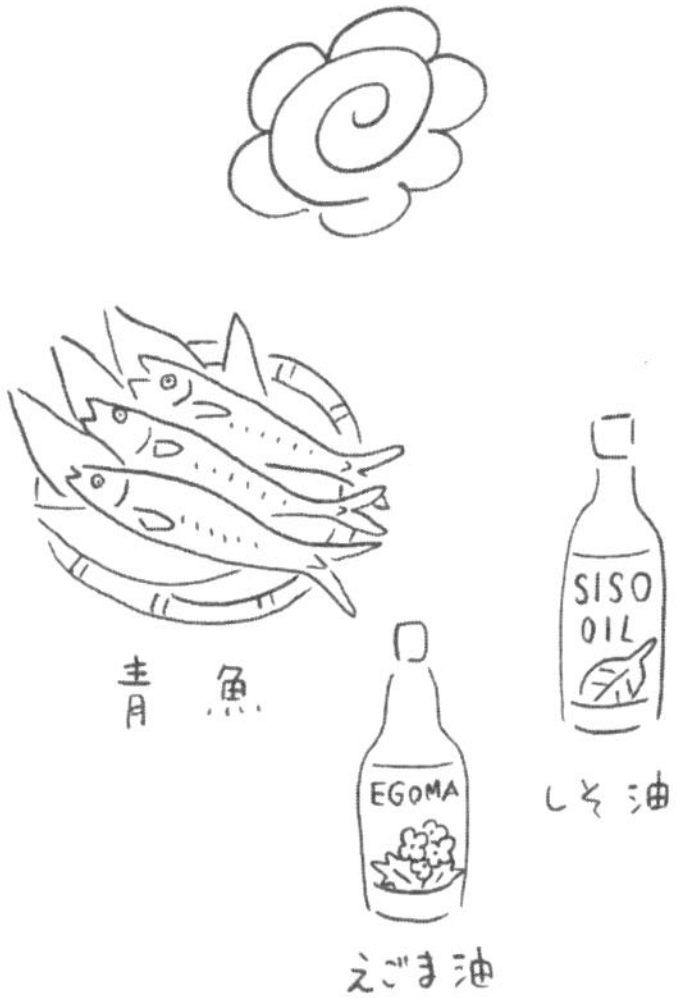

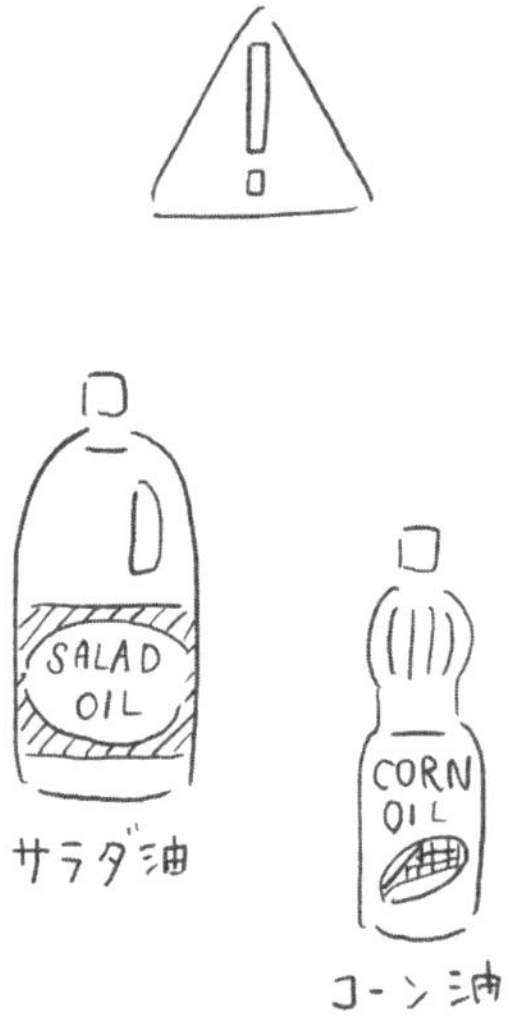

もう少し専門的な話をしますと、固まるほうの「脂」を「飽和脂肪酸」といい、固まらないサラサラの「油」を「不飽和脂肪酸」と呼びます。

固まるほうの「脂」、つまり「飽和脂肪酸」を摂りすぎてしまうと、動脈硬化やコレステロールを上げる原因になってしまうことは、みなさんもなんとなく知っているかと思います。ですが、悪者にされがちな「飽和脂肪酸」をまったく摂らないというのはじつはあまりよくないことなのです。

「脂」も「油」もバランスよく摂取することが基本

女性ホルモンをはじめとする、人間のホルモンはコレステロールで構成されています。ホルモンは人間の体になくてはならないもの。したがって、コレステロールを多く含む「飽和脂肪酸」も適度に摂らなければいけません。

ただ、摂りすぎは禁物。コレステロールによって中性脂肪が上がり、生活習慣病の元になってしまうため、摂り方のバランスには注意が必要です。

逆に、固まらないサラサラの「油」の「不飽和脂肪酸」は、体にいいと思われがちですが、そうとも言いきれません。じつは、「不飽和脂肪酸」は人間が自ら作れるものと作れないものに分かれていて、それらをバランスよく摂ることが重要になってくるからです。

では、不飽和脂肪酸の種類とは？ 次のページから詳しく解説していきます。

それぞれの特徴

体で作れる「オメガ9」、作れない「オメガ3」と「オメガ6」

前ページでお話しした通り、不飽和脂肪酸には人間が自らの体で作れるものと作れないものがあります。体で作れない不飽和脂肪酸は「必須脂肪酸」と呼ばれ、オメガ3・オメガ6という脂質のことを指します。対して、「体で作れる不飽和脂肪酸」は、オメガ9という脂質。くわしくは表をチェックしてみてください。

オメガ3・オメガ6・オメガ9について

オメガ3系の脂肪酸	オメガ3を多く含む油脂原料
・α-リノレン酸 ・EPA ・DHA など	・えごま油 ・しそ油 ・アマニ油 ・青魚 など

オメガ6系の脂肪酸	オメガ6を多く含む油脂原料
・リノール酸 ・アラキドン酸 など	・サラダ油 ・綿実油 ・コーン油 ・グレープシードオイル ・大豆油 ・ごま油 など

オメガ9系の脂肪酸	オメガ9を多く含む油脂原料
・オレイン酸 など	・オリーブオイル ・こめ油 ・ベニバナ油 など ・なたね油

必須脂肪酸「オメガ3」と「オメガ6」の不思議な関係

それでは、それぞれの特徴を見ていきましょう。

まず、人間が体内で作ることができないオメガ3。オメガ3は体の細胞膜やホルモンを作るという特徴を持っています。また、アレルギーや体の炎症を抑える効果があることがわかっており、必ず体に取り入れたいオイルのひとつ。オメガ3は必須脂肪酸なので、人間が自発的に摂取しなければなりません。

対して、サラダ油やコーン油、大豆油などが含むオメガ6もオメガ3と同じように細胞膜やホルモンの原料となります。同じような役割があると思われがちなこの2つの脂質ですが、じつは互いに拮抗関係にあります。

まず、オメガ3が体の細胞膜をやわらかくしたり、しなやかにしたりするのに対し、オメガ6はどちらかというと細胞膜をかたく強化させる役割を担います。体の中の細胞膜はかたすぎてもやわらかすぎてもいけないので、うまくバランスを保っているのです。また、オメガ6が体の中で炎症を起こしている異物を排除すると、オメガ3は逆にその炎症をちょうどよく抑えるような働きをすることも。

このようにオメガ3とオメガ6はどちらかだけではなく、互いに必要とし合っている脂質。お互いをカバーし合い、競合しながら体の中でバランスをとっているのです。

摂取のポイントとしては、どちらが多くても、少なくてもダメ。オメガ3とオメガ6は、1：4のバランスで摂るのがひとつの目安とされています。このバランスに近づけることが上手に「必須脂肪酸」を摂取するコツです。

体で作れる「オメガ9」の役割は？

オメガ9が入っているのはオリーブオイルやベニバナ油などです。オメガ9は、オメガ3やオメガ6と違って、体内で作ることができる脂質です。実際のところ、わざわざ摂取しなくてもよいとされているため、脂質の性能上はプラスになることもマイナスになることもそこまでありません。

ただ、オリーブオイルなどにはポリフェノールやビタミンEが豊富に含まれているため、健康のためには摂取したほうがいいでしょう。

すべてのオメガをバランスよく取り入れる

ヨーロッパの人々は心臓病が少ないといわれています。その理由は、彼らの食生活。彼らは、よく青魚やオリーブオイルをかけたサラダを食べることで、青魚からオメガ3を、オリーブオイルからオメガ9を摂取しているのです。

「あれ？　オメガ6の摂取は？」と思った方。じつはオメガ6を特段摂取しなくてもいい理由があるのです。オメガ6を多く含むサラダ油やコーン油などは、家庭での料理や外食産業で使われることが多い脂質。つまり、放っておいてもふだんの食生活から自然と体に入ってきてしまうともいえます。知らぬ間に「オメガ6」をたくさん摂取し、バランスが偏ってしまうこともあるため、むしろ注意が必要です。

オメガ6の過剰摂取は老化の原因に！

オメガ6というのは、脂肪をかたくしたり、体の炎症を起こしたりするもの。過剰摂取によって体の中に起きる小さな炎症は皮膚炎やかゆみ、肌のくすみを引き起こします。また、血管に炎症が起こると、不純物が血管につき、動脈硬化にもつながってしまいます。つまりオメガ6の摂りすぎによって引き起こされる炎症は、体の老化の始まりに……。健康や美容のためには、この炎症を起こさないことが基本です。

逆をいえば、日本人にはオメガ3が圧倒的に不足しています。残念ながら、オメガ3は加熱すると酸化してしまい、効力を失います。生で摂るものだからこそ、ほかの脂質に比べて摂取がむずかしいのです。

つまり、意識して摂るべきは、オメガ3。やめる努力をすべきは、オメガ6——みなさんには必須脂肪酸摂取の軸となるこの知識を覚えておいていただきたいです。

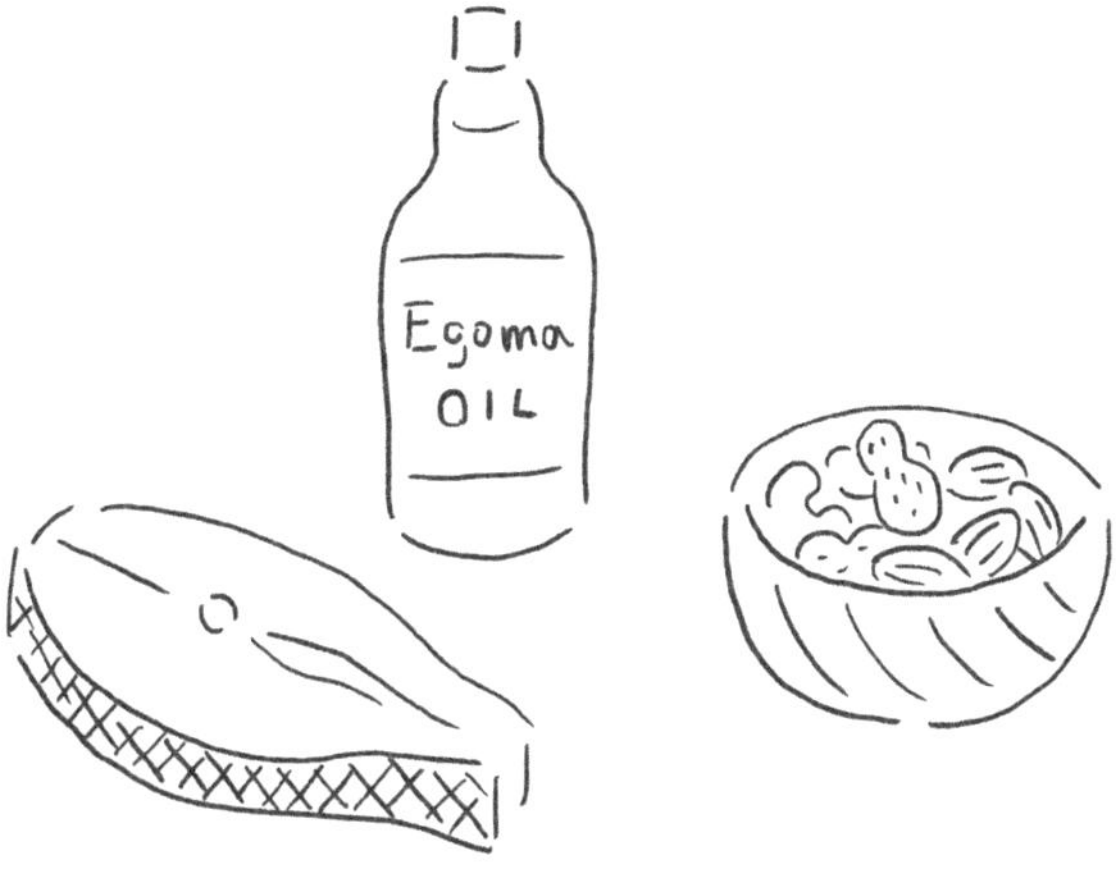

上手な摂り方

オメガ6を別のオイルに置き換える

さて、オメガ6によって体のアクセルが踏まれることが多い現代の食生活では、ブレーキ役のオメガ3がいないといけません。

これまでお話ししてきた通り、オメガ6というのは意図に反して勝手にたくさん体に取り入れられてしまうもの。そこで、「これはオメガ6だな」とわかるものをやめて、オメガ3やオメガ9を含む油に変えていくのもひとつの手です。

例えば、今まではオメガ6を含む植物油のドレッシングを使っていたところをバルサミコ酢とオリーブオイルやアマニ油に変えてみたり、ご家庭で調理するときサラダ油で炒めるのではなく、オリーブオイルやこめ油を使うようにしてみたり……。このように日常でできる範囲から積極的に代替えしていきましょう。

サラダと一緒にオメガ3を食べる

体に不足しがちなオメガ3は、オイル以外のものから摂ってもOK。

私はよく自宅でサラダにローストナッツをトッピングしたり、アマニ油をかけ、バルサミコと塩コショウで味つけしたりしています。また、オメガ3とオメガ6の両方を含む麻の実をサラダに入れてもいいでしょう。チアシードなどはゴマ代わりになるので使いやすいと思います。

「植物油」と書かれているドレッシングにはオメガ6がわんさか入っています。何も考えずに、サラダにドレッシングをかけているとオメガ6を摂りすぎてしまうので、ドレッシングを使うときは食品表示に注意してください。カロリーで見るのではなく「どんな油を使っているのか？」を必ずチェックするようにしましょう。

納豆やサバ缶とオイルをかけ合わせる

加熱せず、混ぜやすいという点で、納豆と一緒に食べるのもおすすめです。納豆にエゴマオイルとお醤油をかけて食べてもおいしいですよ。また、よく自宅でやるのは納豆にアマニオイルを混ぜ、その上にジャコをのせること。こうする小さな子どもたちでも食べやすくなります。

青魚のサバにはたっぷりオメガ3が含まれています。手軽なサバの水煮缶や味噌煮缶は重宝すべき食材といえるでしょう。

買い物に行けず、家に食材がないときの私の裏技をご紹介しましょう。冷蔵庫にある玉ねぎやにんじんなどありったけの野菜を炒めて、そこにサバの味噌煮缶を入れます。さらにケチャップを入れると、即席のデミグラスソースのような味わいに。サバもほろほろになっておいしいし、オイルパワーも抜群。子ども好みの甘い味なので、子どもたちも喜んで食べてくれます。

オイルの選び方

目的別！ おすすめのオイル

「美容にはどのオイルがいいのでしょう？」とよく聞かれますが、正直、どれも大切なもの。でも、あえていうと、美容にはやっぱりオメガ3でしょう。ダイエットに関してても、やっぱりオメガ3になります。これまでお話ししてきたようにオメガ6との拮抗関係から体に炎症を起こさせないようにしてくれますし、意識的に摂ることで体調も安定します。

最近、話題になっているMCTオイルやココナッツオイルもエネルギーに変わりやすいオイルなので、美容向きといえるでしょう。上手に摂取すると、脂肪を燃やしやすくしてくれる、ダイエットにも向いているオイルだと思います。詳しく103ページで触れているのでチェックしてみてください。

健康を考えるとおすすめなのは、オメガ9です。代表格であるオリーブオイルにはポリフェノールやビタミンEといった体に欠かせない栄養素が入っているので、しっかり摂っていくことが大切です。

食べ物から選び、いいオイルを摂取する

オイルは油としてではなく食べ物から摂取することもできます。自分に足りないオイルのバランスを意識的にとっていきましょう。

例えば、糖質オフを実践している方は、オメガ3が摂れる魚でタンパク質を摂ったほうが美容にいいでしょう。肉を食べて筋肉をつけたいという方は、オメガ6に偏らないようにサプリメントでオメガ3を取り入れてみるのも一つの手。外食で野菜を食べるときも調理で使われている油の正体をチェックしたほうがよいですね。

余談ですが、肉をよく食べる韓国の方は必ずシソやエゴマの葉っぱで巻いて食べる

そうです。韓国の方々の肌がお綺麗な理由はここにあるのかもしれませんね。私も、焼き肉を食べるときは意識的にシソやエゴマの葉っぱを巻いて食べるようにしています。

主なオイルの1日の限度量

ここまでオイルについてお話ししてきましたが、いきなり過度のオイル生活を始めるのは危険です。体質によっては、お腹がゆるくなってしまうことがあります。

まずは、自分の体との相性をよく見ながら生活に取り入れていくこと。体調によっても体の反応は変わってくるので、少しずつ始めてみてください。

一部の種類の脂質については、食生活における摂取量の基準が、農林水産省によって設定されています。こちらでご紹介するので、オイル選びの参考になさってください。

※平成26年（2014年）3月に公表された「日本人の食事摂取基準（2015年版）」が最新
http://www.maff.go.jp/j/syouan/seisaku/trans_fat/t_eikyou/fat_eikyou.html

オイルの保存

放っておくと進行する、オイルの酸化にご注意！

オイルのもっとも怖い点といえば、どんどん進行する酸化です。少々お値段の張るようないいオイルを買ってきても、封を開けた瞬間から酸化が始まります。開封して1年間ぐらいずっとキッチンに置かれている状況では意味がありません。

昨今では、さまざまなオイルが売られていますが、その容器も多種多様。プラスチック製やビン、なかには小分けパックにされているオイルもありますね。その中でどの容器を選べばいいのかというと、容量がなるべく小さく、使い切りやすいタイプのものを選ぶのがおすすめ。オメガ6の宝庫でもあるサラダ油（しかも大容量）のまとめ買いなんて一番危険です。

なかでもオメガ3は火を通すと劣化してしまうし、酸化もしやすいものです。そんなとき、1食分ずつ小分けにされているタイプのオイルはフレッシュな状態で酸化を防いでくれます。市販のアマニ油やえごま油が小さな容器や小分けパッケージで売られている理由は、食べる直前に開けられるようにするためでもあるのです。

ビンに入っているオイルはできるだけ暗いところに置いておくのがベター。冷蔵庫に入れる必要はないですが、熱や光を吸収すると劣化が進んでしまうので注意が必要です。使い勝手がいいからとコンロのそばに置いていたりしませんか？　意識的に置き場所を見直してみましょう。

プラスチック製のパッケージも火の元に近づけず、暗いところに保存しておくほうがよいです。そして、開けたらしっかりとふたを閉め、なるべく早くに使い切る。これがオイルパワーを温存する保存方法の基本です。

カメリナオイルについて

理想的なバランス、カメリナオイル

アブラナ科の植物、カメリナ・サティバから採られるカメリナオイル。日本ではあまり馴染みがないかもしれませんが、カナダやヨーロッパでは昔からある食用オイルとして親しまれています。カメリナオイルの最大の特徴は、オメガ3、オメガ6、オメガ9のバランスがいいこと。60ページでオメガ3とオメガ6の摂取割合は1：4が好ましいという話をしましたが、カメリナオイルはこの割合で組成されています。

ほかにも抗酸化作用のあるフラボノイド、コーヒーなどに含まれるクロロゲン酸といったポリフェノール、ビタミンAやビタミンEなども入っているため、油や栄養の観点から理想的なオイルといえるでしょう。

また、通常、オメガ3は加熱すると変性してしまいますが、カメリナオイルはこの部分もカバー。加熱によるオメガ3の変化はほとんど抑えられるため、調理にも使うことができるうえ、常温保存も可能です。

炒め油にもサラダにもカメリナオイルを

これまでお話ししてきたように、日本人の食事には圧倒的にオメガ3が足りていません。これを補うため、ドレッシング代わりにアマニ油を使ったり、積極的に青魚を食べたりという工夫はもちろんできますが、やっぱり限界がありますよね。外で食べる油なんて正直、何を使っているかわからない。

だったら、必須脂肪酸のバランスがよく、オメガ3を摂取できるカメリナオイルを毎日の食卓に取り入れてみることをおすすめします。もちろん、オメガ3だけが入っているわけではありませんが、買い置きしたアマニ油を無駄にしてしまうくらいなら、毎回の調理に使う油をカメリナオイルに置き換えるほうがよっぽど効率的です。

家庭で毎日使う油、目に見えている油から〝少しでもオメガ3が摂れる〟ものに変えていくことが大切です。

光文社ノンフィクション編集部の好評既刊

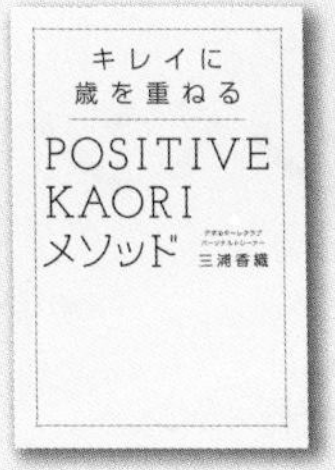

キレイに歳を重ねる

POSITIVE KAORI メソッド

三浦香織

単行本ソフトカバー●1,400円

「かおりさんは太陽の
この人とだったら
頑張れる。頑張
――女

女優・モデル・プロアスリートが「一生キレイ ために実践している4ステップのプログラム

魅力的な人が実践する最高の「美」のサイクルとは? 松雪泰子さん、真矢ミキさん、大竹しのぶさん、BENIさんほか、名だたる「美しい人」の美をボディの面から支える西麻布「デポルターレクラブ」の人気トレーナー・三浦香織。本書では初めてそのメソッドを明かす。体に悪いものを入れない、溜まった悪いものを出す。食生活を整えると体調がよくなり、気持ちが前向きになる。メンタルが健康になると、もっと体を動かしたくなる。運動をすると、やがて人生が変わり始める――。

なぜ、2時間営業だけでうまくいくのか?

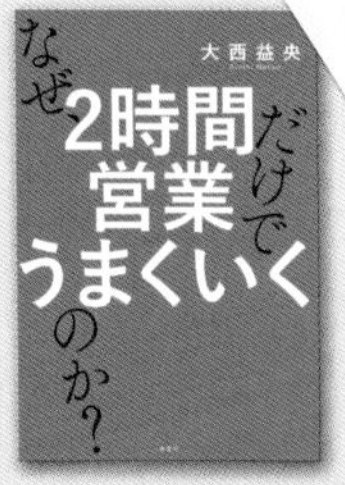

大西益央　単行本ソフトカバー●1,500円

1日2時間? 1000日のみの限定営業? ボストンの超人気ラーメン店「TSURUMEN DAVIS」店主の生きる不安を一瞬で打破する、型破り経営&人生論。

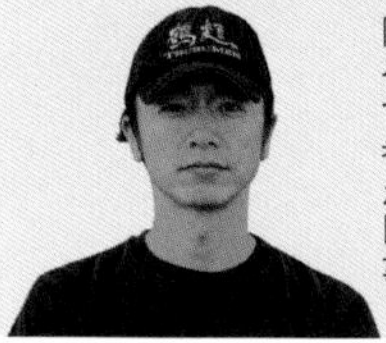

「先の見えない時代の、究極の生き方は『今を生きる』ということです。そして、今を生きるための装置が『終わりを決める』ということなのです」(著者前書きより)。本書には、現代を思い切り楽しく生きる究極の考え方、「これからどうなるか」より「これからどうしたいか」を本気で考えるためのヒントが詰まっている。ボストンで最もメジャーな新聞「Boston Globe」の1面を飾るなど、メディアからも注目されるその仕事幸福論が、生き方を模索する人たちの行き先を照らす。

「一番」という生

95か月連続NO.1を続ける私の自己ブ

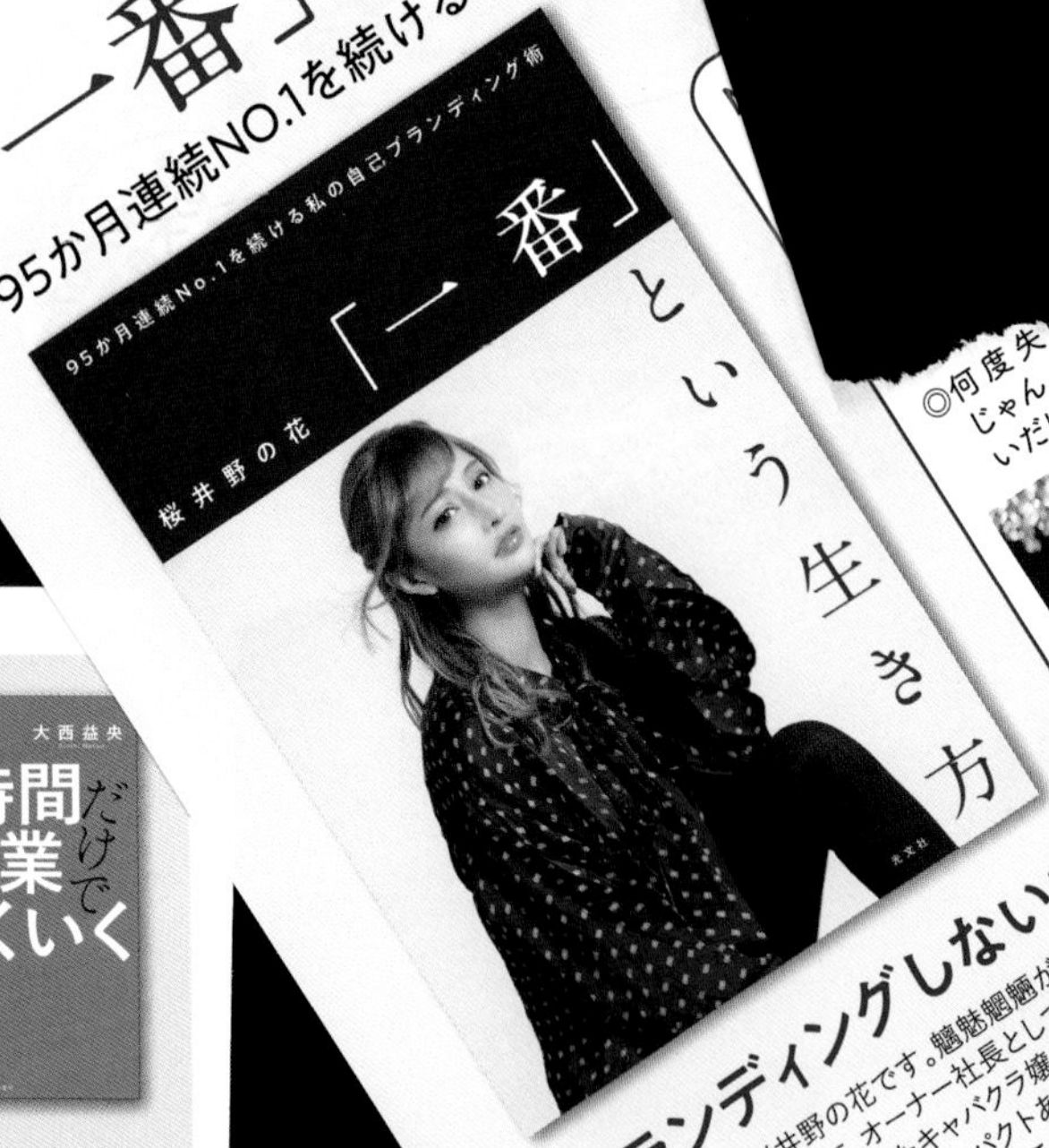

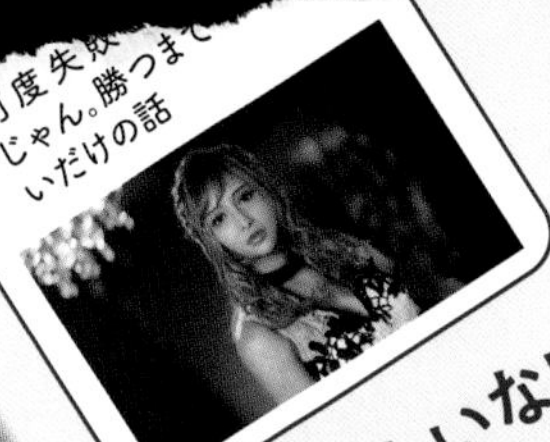

ブランディングしないなんて、もったいない!

はじめまして、桜井野の花です。魑魅魍魎が跋扈する新宿歌舞伎町で一番顔を知られたキャバクラ嬢です。同時に、オーナー社長として「桜花」「花音」を経営しています。テレビなどで「整形に2000万円以上かけたキャバクラ嬢」「SNSのフォロワー 50万人超」「ホストに狂って○万円つぎ込んだ」などなど、インパクトあるキャッチフレーズとともに紹介していただくことが多いので、一発屋のように思われることもありますが、「95か月連続ナンバーワン」です。一発屋ではありません。私がどういう戦略を立てて今のポジションまでたどり着いたのか、具体的には一番になるための自己ブランディングの方法を書き記していきます。自分をどうブランド化し、どう売り込んできたか。ブランドを維持し、お客様を離さないために何をし続けてきたか。今、キャバクラで頑張っている子たちだけに限らず、ナンバーワンを目指す、あらゆる業種、あらゆる年齢の方に向けて書きました。

い合わせ:光文社ノンフィクション編集部 tel.03-5395-8172 non@kobunsha.com
商品が店頭にない場合は、書店にご注文ください。
※表示価格は本体価格(税別)です。

き方

ランディング術

桜井野の花

単行本ソフトカバー●1,400円

Nonoka's Rules

◎"勝てる"場所を探すことからすべてが始まる

◎最後は努力が必ず味方をしてくれる。不安になるのは努力が不十分だったことを心のどこかでわかっているから

…敗したっていい

…やればいい

…方向性が合わず、起業。し…大震災が……。2億4千万円の赤字を…われながらあらゆる「引き寄せ」を試みるが、息…しぶといエゴがついに降参。しかし、息子の言葉をきっかけ…越え、何かが起き始める。心の声を主役にして、本当の幸せをつかむ…泣ける人生の指南書。

死にたいけどトッポッキは食べたい

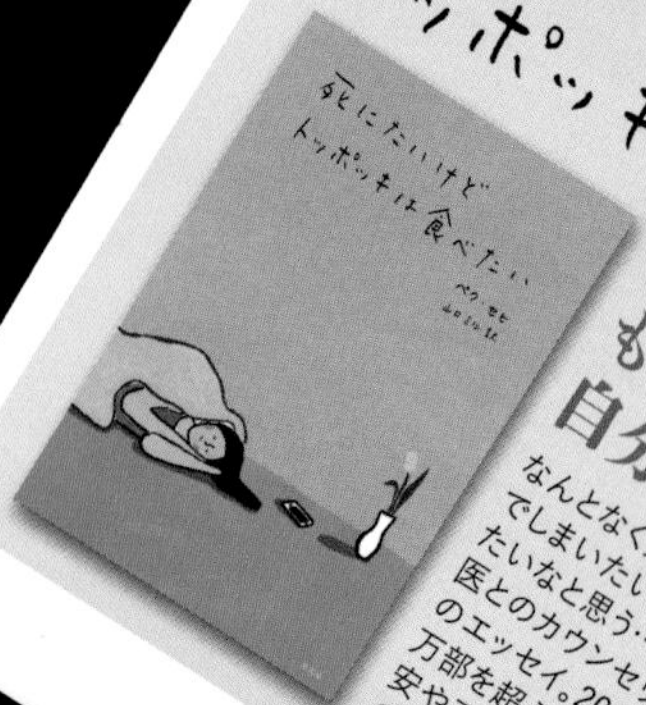

待望の日本語訳

もっと気楽に、自分を愛したいあなたへ

ペク・セヒ
山口ミル 訳

単行本ソフトカバー●1,400円

3万5千部突破

なんとなく気持ちが沈み、自己嫌悪に陥る。ぼんやりと、もう死んでしまいたいと思いつつ、一方でお腹がすいてトッポッキが食べたいなと思う……。気分障害と不安障害を抱える女性が、精神科医とのカウンセリングを通して、自分自身を見つめ直した12週間のエッセイ。200部の自費出版から韓国で若い世代を中心に40万部を超えるベストセラーに！ 人間関係や自分自身に対する不安や不満を抱え、繊細な自分自身に苦しんだ経験のあるすべての人に寄り添う1冊です。

光文社ノンフィクション編集部の好評既刊

生の**お米**を**パン**に変える魔法のレシピ

はじめての生米パン

リト史織

B5判ソフトカバー●1,400円

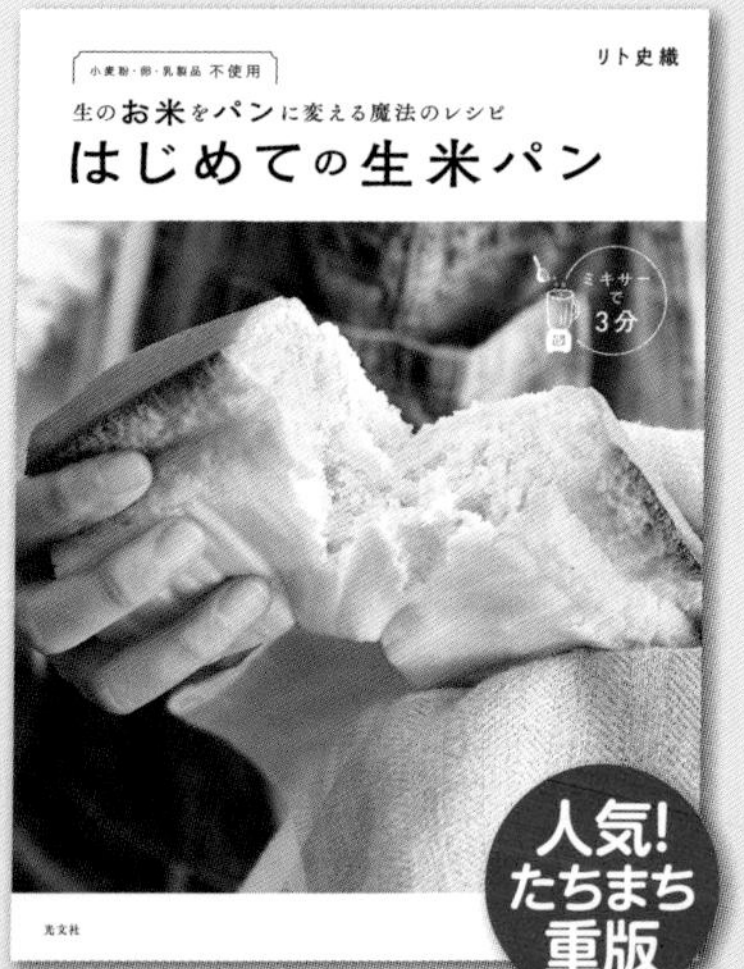

人気! たちまち重版

世界初の大発明! 米粉なしでお米パンができた!

パン業界で話題騒然! 家にある生のお米でパンをつくっちゃいました! 著者・リト史織さんのパン教室は予約が取れないほどの人気で、常にキャンセル待ち状態。材料をそのままミキサーに入れて3分でできちゃうという画期的なパンレシピ。米粉パンより簡単でヘルシー、しかももちもちで美味しい!! すべて植物性素材を使用しており、グルテンフリーでアレルギーのあるお子さんでも安心。白米を使った基本の生米パンからスイーツ、フライパンでつくる時短のパンまで幅広く紹介しています。

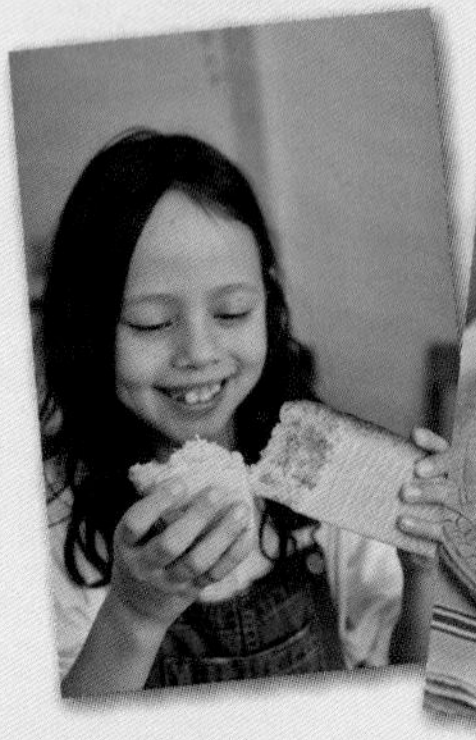

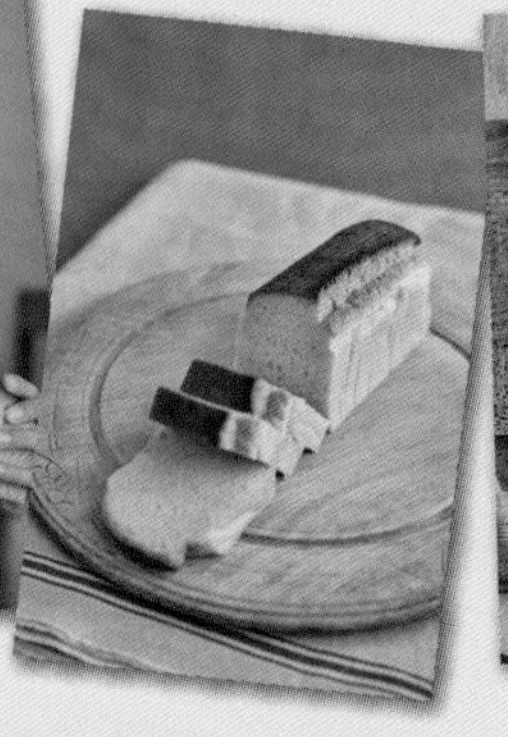

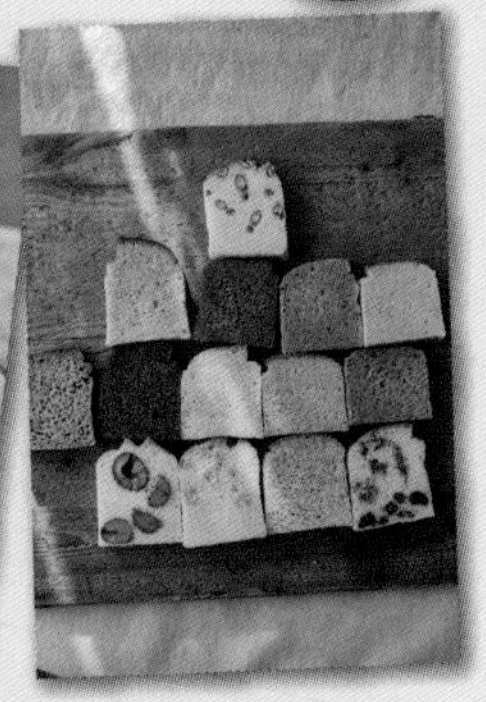

我が家では、精製されているものと精製されていないもの、2種類のカメリナオイルを使い分けています。精製されているものは、煮物や炒め物など日常使いの料理に。精製されていないものはスープやサラダなど香りを立てたいときに使います。精製されていれば、サラダ油のように無味無臭ですが、精製されていないカメリナオイルには独特の香りがあるため、料理との相性を確かめてから使ってみましょう。

第3章

無駄な努力、食べ方の癖…

やめるべき20の習慣

日常生活で知らず知らずやりがちなNG習慣を
集めました。何かをするのは難しくても、
やめる事なら今日からできる！

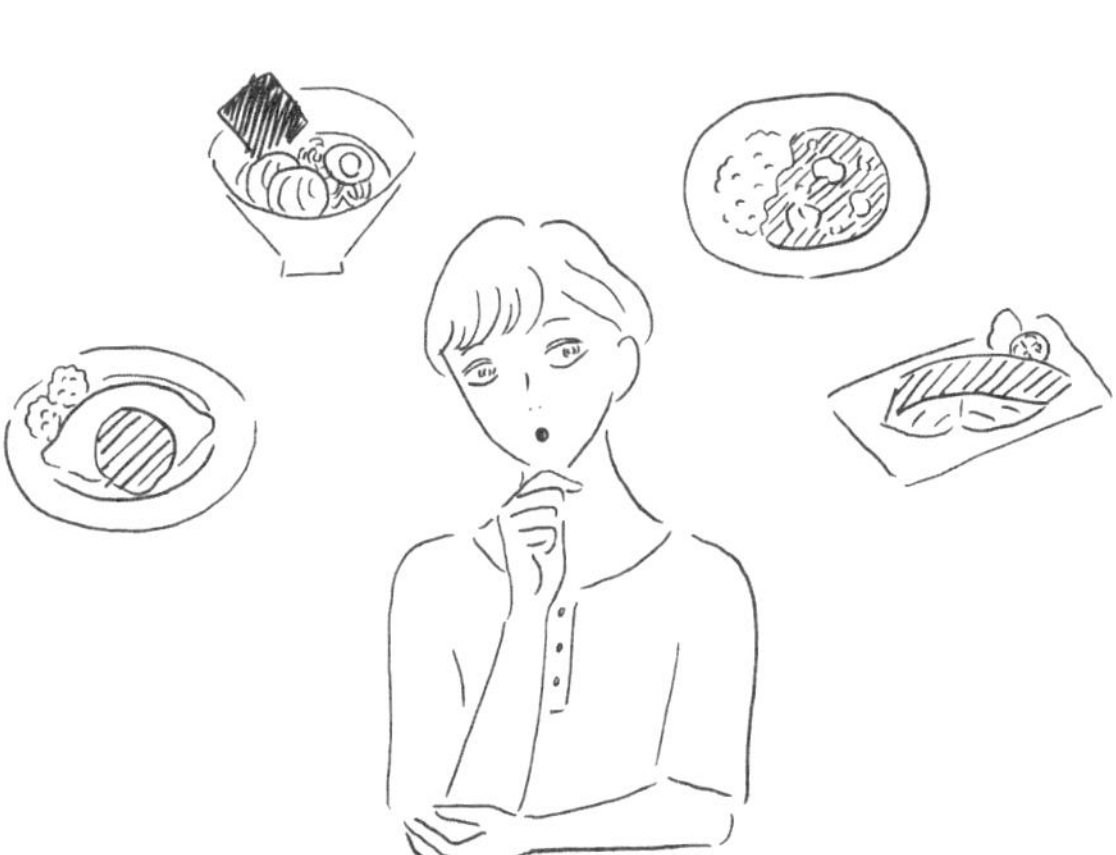

1 コンビニサラダはやめる

サラダ（ｓａｌａｄ）の起源は塩（ｓａｌｔ）なのに……

例えば、お昼ごはんに野菜たっぷりのチキンサラダにドレッシングをかけて食べたとしましょう。ヘルシーメニューに思えますが、じつは鶏肉やサラダにかけるドレッシングにはオメガ6がたくさん！　よかれと思って選んだのに、これでは無駄にオメガ6を摂取したことになってしまいます。

そもそも、サラダの語源は塩を意味するソルト（＝ｓａｌｔ）。

言葉通り、野菜などの葉っぱに塩（＝ｓａｌｔ）をかけて食べていたのが、だんだんサラダ（＝ｓａｌａｄ）になっていったといわれています。昔、サラダは「お野菜に塩をかけて食べること」を指していたのです。

ドレッシングつきのサラダはヘルシーじゃない

ところが、現代の日本はどうでしょう。サラダにはドレッシングをかけることが一般的になっています。コンビニサラダには必ずといっていいほど、付属のドレッシングがセットになっていますね。

これらのドレッシングの食品表示を見てみると、「植物油」と表記されているものがあると思います。そう、これこそがオメガ6。もちろん、サラダ自体はカロリーが抑えられるため、すべて悪いというわけではありません。しかし、いつものようにドレッシングをかけてしまうと、結果としてオメガ6ばかり偏って摂取していることになってしまうのです。

余談ですが、ヨーロッパなどでは、日本で使われているようなドレッシングはあまりなく、塩やフレーバーソルトなどで味をつけることが多いそう。そこに少しだけオリーブオイルやバルサミコ酢などをかけます。

食文化として、しっかり味をつけてサラダを食べることが根付いている日本人は、意識的に注意しないといけません。いつものドレッシングをやめ、オリーブオイルをかけていただくだけで、あなたの体は喜びます。

見えないオメガ6にご注意！

自分では大丈夫だと思っていても、見えない油（オメガ6）をたくさん摂ってしまっている。最近の日本人にはよくあることです。「体にいい」「健康にいい」と思って食べていたものも注意深く見てみれば、体に炎症をもたらすオメガ6だらけだった！だなんて非常に危険です。

今からでも遅くはありません。まずは、コンビニサラダはやめ、サラダを食べるのであれば、塩やバルサミコ酢などをかけて召し上がるようにしてください。もう、ドレッシングをかけたコンビニサラダのことを「ヘルシーな食事」と思わないほうがいいでしょう。

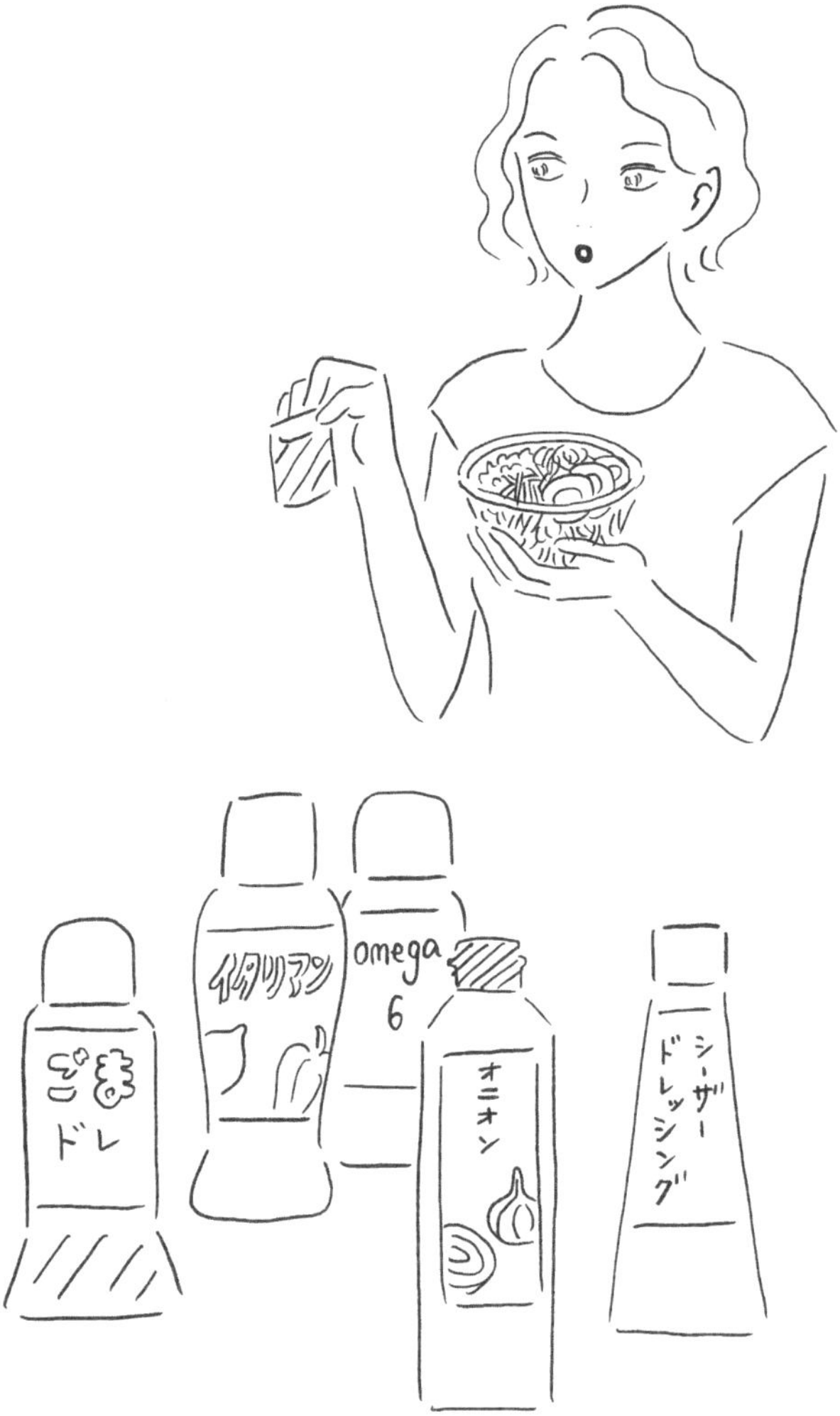
ごま
ドレ
イタリアン
omega
6
オニオン
シーザー
ドレッシング

2 サラダチキンはやめる

サラダチキンばかり食べていると肌がくすむ

コンビニのサラダに加え、女性がコンビニで選びがちなのはサラダチキン。糖質オフダイエットでも推奨されている食べ物であり、サラダチキンを主食に置き換えている方も多いかもしれませんね。

でも、サラダチキンばかり食べることは今すぐやめていただきたい。なぜなら、油の観点から見ると、サラダチキンもオメガ6の塊だからです。

確かに、主食をサラダチキンなどに置き換え、糖質オフをすると一時的に体重は減ります。しかし、それぱかり食べていてはオメガ6の過剰摂取となり、そのほかの部分に不調が現れ始めてしまいます。

まず、だんだん肌がくすんでくるでしょう。全身に湿疹が出てくる可能性もありますし、長期化すると、動脈硬化が進む原因にもなりかねません。このように、きれいのための食事が〝油の落とし穴〟によって逆効果になってしまうのです。

鶏肉の食べすぎには注意が必要

私からしてみれば、糖質オフダイエットの指南書には、肝心の「脂質やタンパク質の摂り方」についてのアドバイスはほとんどないように感じます。糖質オフダイエットをしている人ほど、摂取する油の質には注意が必要です。

また、筋トレをしている方も鶏のささみ肉などに偏って食べていては、体に不調が現れます。牛肉、豚肉、鶏肉のなかでもっともオメガ6が多いのは鶏肉。今一度、この知識を脳裏に焼きつけましょう。

脂質やタンパク質を摂るのであれば、せめて、DHA・EPAなどが豊富なオメガ3が含まれる青魚を食べることをおすすめします。何度も言いますが、きちんと油の性質を理解し、バランスよく摂取していくことが重要。サラダチキンをはじめとする、鶏肉第一主義はもうやめてください。

サラダチキンの時代はもう終わった

サラダチキンは手軽さが売りですが、近年のコンビニにはプロテインソーセージや魚肉ソーセージなども売られています。同じタンパク質摂取なら、こういったものを選ぶだけでも、オメガ6の過剰摂取を避けることができます。

また、驚くことに、最近では真空パックのカツオやサーモンなどもコンビニで売られています。これを食べればしっかりとタンパク質を摂れますし、何もサラダチキンにこだわる必要もなくなりますね。後述しますが、タンパク質を食べるとお腹のもちがよくなるので、次の食事までのつなぎとしてもおすすめです。

3 カレールーはやめる

カレールーは油の塊である

じつはカレールーの文化は日本特有のもの。カレーの本場のインドにはカレールーはありません。昔、カレー屋さんでアルバイトをしていたことがあるのですが、もちろんルーは使わず、カレー粉とスパイスをブレンドさせてカレーを作っていました。

では、スーパーで売られているカレールーの正体は一体何なのでしょう？ 答えは、油の塊です。それも、ラードや牛脂をはじめとする動物性の油など飽和脂肪酸、動脈硬化を起こしやすい「脂」で固められていることが非常に多い……。

もちろんお肉など動物性の油を否定しているわけではなく、お肉に含まれる油はお肉自体と一緒に食べる分には問題ありません。しかし、カレールーは別。いってしまえば、タンパク質などお肉のいい部分は捨てて油だけ残したようなものなのです。普通に考えて、あまり体によくないなということはおわかりになりますね。

カレーそのものにはいい成分がたくさん！

もちろん、カレー自体に非はありません。

カレー粉に含まれるスパイスには血行をよくする効果があります。ターメリックは肝機能を上げたり、体の代謝をよくしたりする効果を担い、なかでもクルクミンという成分は、抗酸化作用や抗炎症作用があるので紫外線の影響を抑えてくれる嬉しい存在。また、お肌の血行促進にはシナモンが大きく貢献してくれます。

このようにカレーは美容的にもいいことづくし。ですが、市販のカレールーを使ったカレーを食べると、これらの効果が打ち消されてしまうほど無駄な油を摂ることになってしまいます。

カレーはスパイスとカレー粉で作って

我が家ではカレールーは使わず、カレーフレークやスパイス、カレー粉を使って調理しています。

じつは、手軽に安全なカレーを食べられるようにとカレーフレークを開発しています。たくさんのスパイスと有機植物油脂を使用し、その中でもオメガ9であるオレイン酸比率を可能な限り引き上げました。通常のカレーフレークにはオメガ6系の油が多いのに対し、オメガ9の割合を上げたのです。

ご興味のある方はぜひ私が監修したカレーフレークを使っていただければと思いますが、これがなくともカレーは作れます。難しそうに聞こえるかもしれませんが、肉と野菜をカレー粉で炒め、小麦粉を加えるだけで基本はＯＫ。あとはターメリックやレッドチリパウダーなどを少し加えるだけで本格的な香りが引き立ちます。

我が家に限らず、カレーが好きな方は非常に多いかと思います。だからこそ、美と健康のために、カレールーをやめる。たったこれだけで、体に不必要な油を摂取せずに済むのです。

4 おいしい野菜ジュースはやめる

市販のジュースには糖分がたっぷり！

「小腹が空いたな……」というとき、みなさんはどうしますか？　お菓子やおにぎりを食べるのは気が引けるからと、フルーツジュースや野菜ジュースをコンビニで買って飲み、空腹を満たそうとすることが多いかもしれませんね。

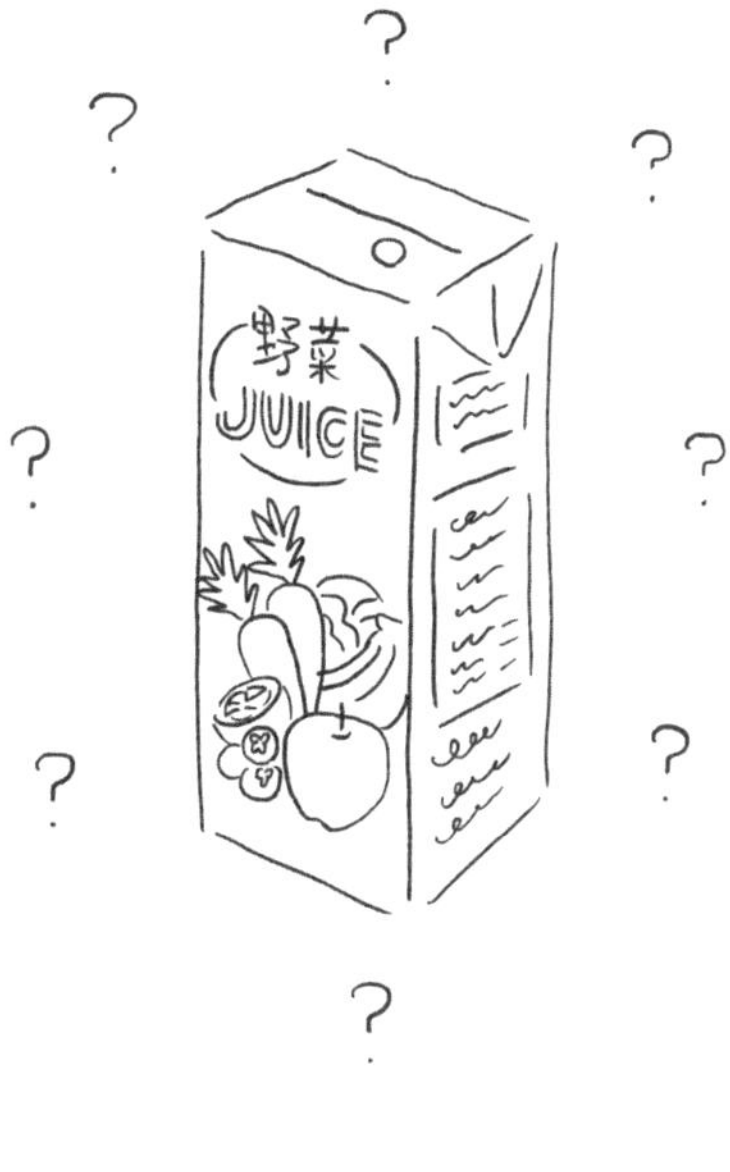

しかし、裏面の成分表をよく見てみてください。ジュース類には、ブドウ糖や果糖が表示されているはずです。一見ヘルシーそうに見えたり、野菜100%と謳われていたりする野菜ジュースでも、糖分がたくさん含まれていることが多いのです。

甘いジュースでは空腹をごまかせない

ブドウ糖や果糖が含まれているジュースを空腹時に飲むと、私たちの体はどうなるのでしょうか？　これらの糖分は、急激に血糖値を上げてしまうため、空腹時に摂取すると血糖値が下がるときの振り幅が大きくなります。血糖値が下がるとさらに空腹を感じてしまうので、30分も経たないうちにお腹はもっと空くという残念な事態に。小腹を満たそうとしたのにもかかわらず、真逆の結果となってしまうわけです。

急激に血糖値が上がることで一旦は元気になったように感じますが、これでは悪循環そのもの。そもそも無駄なカロリーを摂取することは、膵臓《すいぞう》にも負担になってしまいます。

だから、私は味のついた甘いジュースは飲みませんし、子どもたちにも与えません。

フルーツジュースを飲むのであれば、100%果汁のフレッシュジュース。野菜ジュースであれば、俗にいう〝まずい〟ものを飲むほうがいいでしょう。「おいしいと感じる野菜ジュースには糖質が含まれている」という認識を持ってください。

液体になるほど危険度が増す糖質

糖質は液体で摂るほど血糖値が上がりやすいともいわれています。

例えば、同じカロリーでも、こしあんとつぶあんだったら、つぶあんのほうが血糖値が上がりにくいということになります。もちろん、フレッシュオレンジジュースにするのと同じ量のオレンジをそのまま食べたほうが血糖値は上がりにくい。逆に、液体のうえに果糖がたっぷりの濃縮還元ジュースなんて、恐ろしいことになりますね。

おいしい野菜ジュースを飲むのをやめる――これだけで、無駄な糖質を摂取することを食い止めることができるのです。

5 ビタミン飲料はやめる

人工甘味料によって肌荒れが起こる

世の中には人工甘味料が入った食べ物が溢れています。

人工甘味料は糖尿病のリスクにつながると思っている方がいらっしゃいますが、どちらかというと気にするべきは腸内細菌。人工甘味料による真のリスクは、腸内が荒らされ、肌荒れが引き起こされるということにあります。

ビタミンCの配合を謳った清涼飲料がコンビニなどで売られていますが、こういった市販の飲み物に人工甘味料が含まれている可能性は、ゼロではありません。

「肌が荒れているからビタミンを摂らなきゃ！」といいながらそのようなドリンクを

飲むのは、美容において逆効果となってしまいます。また、ミントタブレットなども意外と人工甘味料が多く注意が必要です。

よく見て、ビタミンを選ぶ

人工甘味料を使ったものは一切食べないでくださいと止めるようなことはしませんので、せめて「たまに」にとどめてください。そして、飲んだら腸内環境を整えるヨーグルトやサプリメントを摂ってリカバリーする。

ただ、人工甘味料の摂取は避けるに越したことはないので、パッケージの裏側にある表示を見る癖をつけましょう。〝甘い罠〟にはまらないためにも、きちんと成分表示をチェックすることをおすすめします。

食品表示の見方ポイント

- □まずは「甘味料」の表示があるかをチェック
- □ブドウ糖、果糖、麦芽糖、トレハロースなどは天然由来の甘味料

□原則として表示は使用量が多いもの順
□着色料、保存料にも注意

果物でビタミンを摂る

ビタミンB群を摂りすぎると大腸がんの原因になるという研究結果も報告されています。じつは、積極的にビタミンを摂る必要性はそこまでなく、本書で私がお話ししているような食事法を続ければ、基本的にビタミンが不足することはありません。ビタミンを摂らなきゃといって、積極的にビタミン飲料を飲む必要性はないのです。

フルーツでビタミンCを摂るのなら、キウイや柑橘類、バナナがおすすめです。キウイやバナナにはビタミンB群も入っています。ビタミンAの摂取となれば、みかんですね。ほか、食物繊維を摂るためにりんごを取り入れてもいいですし、カリウムを摂りたいのなら、ウリ系のスイカやメロン。ポリフェノールでいえば、ベリー系がいいでしょう。

6 家ごはん神話はやめる

体に意味のない家ごはんになっていませんか？

もちろん、家で作って食べるごはんはいいと思います。仕事で忙しい日でも自分で作ったごはんを食べるとほっとしますよね。でも、作り置きをしてついつい同じメニューを食べていたり、面倒で丼ものやパスタが多くなってしまったりしていませんか？

また、家ごはんを作るとき、どんな油を使って調理をしているでしょうか？　じつは、サラダ油の多くは化学的に作られた人工的なオイル。ざっくりいえば、体にとってはよくない油です。そんな油を使って家ごはんを作っても、果たしてそれが体のために最良といえるでしょうか。

そう、必ずしも家ごはんが正義というわけではないのです。

いわゆる家ごはん神話をやめ、ときには視野を外に広げ、潔く市販のお惣菜や外食に頼ることも必要だと私は思っています。

もしかしたら家ごはんをやめることが手抜きだと〝違和感〟のある方もいらっしゃるかもしれませんが、基本的には質のよい油や栄養素を摂ることのほうが優先。例えばサバ缶でもいいし、カット野菜だって使わない手はありません。家で意味のない食事で栄養素が偏るより、的確に栄養素が摂れるほうが何十倍も大切です。

お惣菜は選び方が重要

「お惣菜を買うとなんだか罪悪感が湧く」――その気持ち、痛いほどわかります。でも、大丈夫。お惣菜は種類によってはどんどん取り入れていくべきものです。加工肉や揚げ物、ファストフード系のお惣菜はもちろんＮＧですが、煮魚や煮物、ドレッシングが別になっている緑黄色野菜を使った市販のサラダなど、体のためを思って選んだお惣菜は味方になります。

お惣菜のいいところは、普段は食べられない種類の食べ物が食べられることですね。特にサラダなんて、何種類もの野菜が入っていたり、普段はなかなか食べられないビーツやケールが入っていたり……。ポテトサラダやごぼうサラダなど炭水化物メインのものではなく、葉物野菜の市販サラダは積極的に取り入れてみましょう。

「今日はいつもより栄養たっぷりのものを食べる！」くらいの気持ちに切り替えてみるといいかもしれません。

ただ、注意点がひとつ。外食先や惣菜の調理場ではどんな素材を使っているのか、どんな油を使っているのかなどが〝わからない〟というのが一番怖いことです。例えば、スーパーの唐揚げは、どんな油を使って揚げられているかわからないですよね？だからこそ、作っている人や使われている素材がわかるようなものを食べるようにしたほうがいいと思います。外のものを食べるのなら、量よりも質を重視する。これだけは意識してください。

7 カロリー計算はやめる

カロリー計算よりもどれだけ栄養を摂れたかを見る

ダイエットをしている方は、「今日は1000キロカロリー以下に抑えなきゃ！」と1日の摂取カロリーを気にされることが多いかもしれません。しかし、果たして見るべきところは本当にカロリーなのでしょうか？

たしかに1000キロカロリーを摂る人と2000キロカロリーを摂る人だったら、2000キロカロリーのほうが体重は減ります。これはカロリーを基準に考えた場合。

でも、2000キロカロリーの内訳がお豆腐だけだったとしたら、「栄養が十分に摂れている」とはいえません。もっといえば同じ2000キロカロリーでも、糖質だけの場合と、タンパク質だけの場合でもまた意味が変わってきます。

じつは、カロリーをものさしにするのではなく、どれだけ栄養素が多いものを摂ったかを重要視するほうが大切。みなさんには、食べ物そのもののカロリーではなく、何を食べたかを意識し、「栄養的に偏りはないか」「栄養のバランスはきちんと取れているのか」を重要視していただきたいのです。

一日を過ごすなかで気にすべき栄養素は、まずタンパク質。そして食物繊維と野菜。食物繊維と野菜は意識しないとなかなか摂れないものです。逆に、脂質や糖質は意識しなくても摂れるものだと認識しましょう。例えば、お昼ごはんを食べようとコンビニに行ったときは、タンパク質と野菜を摂ることだけは頭に入れておいたほうがいいです。カロリーではなく、栄養素を意識するほうが美と健康への近道。明日から第一歩を踏み出しましょう。

エンプティカロリーにはご注意を！

みなさんは、エンプティカロリーという言葉をご存じでしょうか？

エンプティカロリーとは、カロリーそのものは高いけれど、栄養素がほとんど含まれていないものを指す言葉。つまり、脂質や糖質が大半を占め、体に必要な栄養素が少ない食べ物のことです。エンプティカロリーのものを食べすぎると、それこそ肥満や便秘などの原因になりかねません。

例えば、ポテトチップスはエンプティカロリーの代表格。ほとんどが脂質と糖質です。対して、赤身のお肉にも脂質はもちろんありますが、鉄分も多いし、タンパク質も摂取できますね。カロリーを気にされるのであれば、ポテトチップスのようなエンプティカロリーを摂らないように意識することが大切です。

余談ですが、お酒はエンプティカロリーだから飲んでも太らないと聞いたことがあるかもしれません。お酒に含まれるアルコールは脂肪としては貯蓄されにくく、摂取後、優先的に消費されて熱に変わります。しかし、お酒と一緒に食べるおつまみなどのカロリーの消費が悪くなることで、脂肪として貯蓄されやすくなるため、結果的に太りやすくなるのです。

8 糖質オフはやめる

糖質は正しく、適量を摂ることがベスト

近年、糖質制限の食事法や糖質オフダイエットなどが流行しましたね。炭水化物など糖質を多く含む食べ物をできるだけ減らして低糖質・高タンパクのものに置き換えるこの食事法——しかし、これには大きな危険が伴います。

糖質は、食べ物を通して体に入った後、ブドウ糖になり、血管内に吸収されます。このとき、ブドウ糖が血液中に増えたことで血糖値が上昇。すると、膵臓からインスリンというホルモンが分泌されます。このインスリンによって細胞内に取り込まれたブドウ糖が体を動かすエネルギー源となり、余ったブドウ糖は脂肪として体に蓄えら

れます。

糖質オフダイエットは「脂肪を蓄えるインスリンの分泌を減らすために糖質を制限する」というものですが、糖質は体のエネルギー源にもなるため、まったく摂らないことはおすすめできないのです。

適度な糖質は腸内環境を良好にする

もうひとつ、糖質オフをやめる根拠として挙げたいのは、腸内環境との関係性。腸内環境というと、乳酸菌というイメージが強いかもしれませんが、じつは、腸内にいる菌に与える〝エサ〟が必要になってきます。

どんなに有能な人でもおなかが空いていては仕事上のパフォーマンスが発揮できず、空腹でイライラしてしまいますよね？　これと同じように、よい腸内細菌を持っていたとしても、それらはおなかが空くと暴れだし、きちんと作用しなくなってしまいます。だからこそ、適度に腸内細菌に〝エサ〟を与え、いい方向に育てていくことが大切になってくる――そのエサこそが食物繊維、つまり、糖質なのです。

通常、糖質オフダイエットでは避けがちないも類やくだもの類などといった食材には、たっぷり食物繊維が含まれており、腸内細菌にとっての絶好のエサとなります。もちろん食べすぎはよくありませんが、適度な糖質を摂ることが腸内の菌を活性化させることにつながり、結果的に腸内環境が整うというわけです。お肉ばかり食べていると体が臭くなったり、便秘になったりするのは、腸内細菌のエサが足りない証拠。

とはいえ現代の食生活では、糖質は過剰に摂取されがちなのも事実です。私は、糖質をゼロにするのではなく、正しい量と選び方で適度に摂取することを推奨します。糖質を絶対に食べないなどという極端なことをしてはいけません。

糖質は食物繊維とセットで食べる

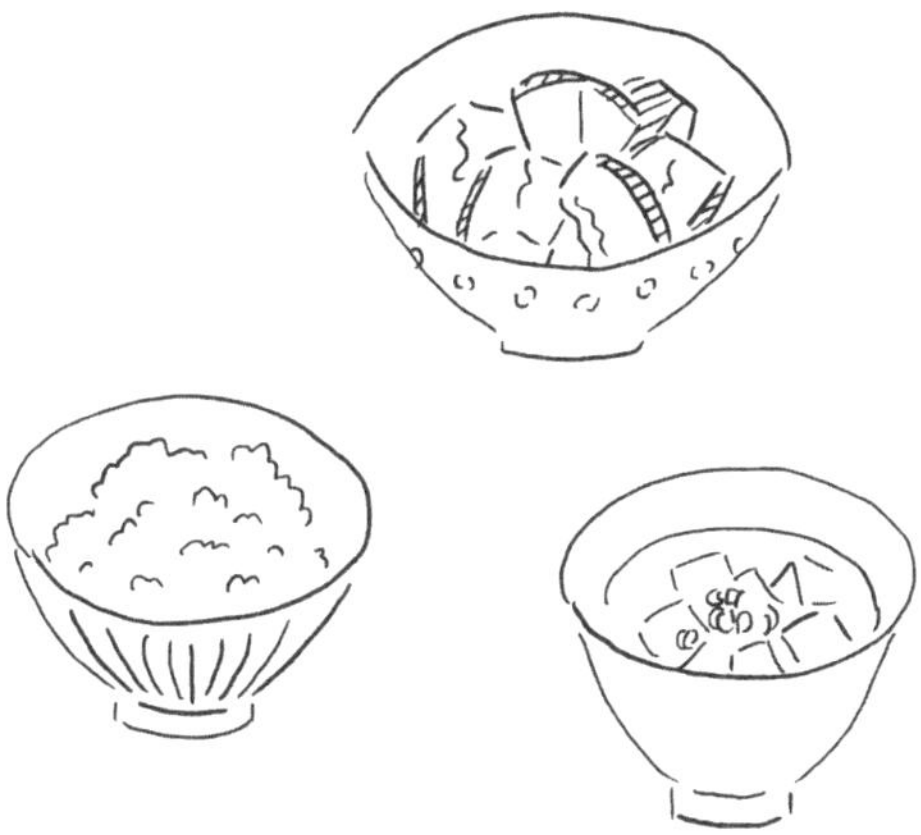

かしこい糖質の摂取方法は食物繊維と一緒に食べること。糖質の吸収がおだやかになり、血糖値の急激な上昇が抑えられます。

例えば、甘いものが欲しくなったら干しいもや煮豆を選んでみる。また、甘いみりんで味つけした主菜には野菜炒めを組み合わせて食物繊維を摂るように心がける……。このように食卓での工夫はいかようにもできます。

我が家ではよく炊き込みご飯を作ります。糖質の代表格でもある白米へにんじんやこんにゃくなど食物繊維を含む食材を一緒に入れ、かやくご飯のようにします。ほかにも豆と炊き込んだり、たけのこと一緒に炊き込んだり……。炊き込みご飯であれば、バリエーションはいくらでも増やせますね。

こういった工夫を日常の食卓に取り入れれば、糖質と一緒に食物繊維を摂取することができますよ。

たっぷり野菜のお味噌汁を朝飲み、昼の血糖値を抑える

もうひとつおすすめしたい食物繊維と糖質の食事法は、野菜たっぷりのお味噌汁を

朝にいただくこと。我が家でもよく朝にお野菜がたっぷり入ったお味噌汁を作っています。

ポイントは、このお味噌汁を「朝に飲む」ということ。

ある研究で、前の食事（朝食）で食物繊維を摂ると、次の食事（昼食）で血糖値が上がりにくくなる「セカンドミール効果」という成果が報告されています。

つまり、朝に食物繊維を摂取しておけば、お昼の血糖値の上昇を防げるということ。お昼はどうしても炭水化物を食べがちなので、朝こそしっかり食物繊維を食べておく。朝、この一杯を飲むだけで、セカンドミール効果をフル活用できるのです。

お味噌汁に入れるのは、冷凍ストックしておいたお野菜でもいいですし、冷蔵庫にある残り野菜なんかをどっさり入れてもＯＫ。

冷凍しても、火を通しても食物繊維はほとんど崩れません。「朝はあまり食べられなくて」という方は、きのこ汁やなめこのお味噌汁などをさらっといただくのもいいでしょう。

9 ココナッツオイルのダイエットはやめる

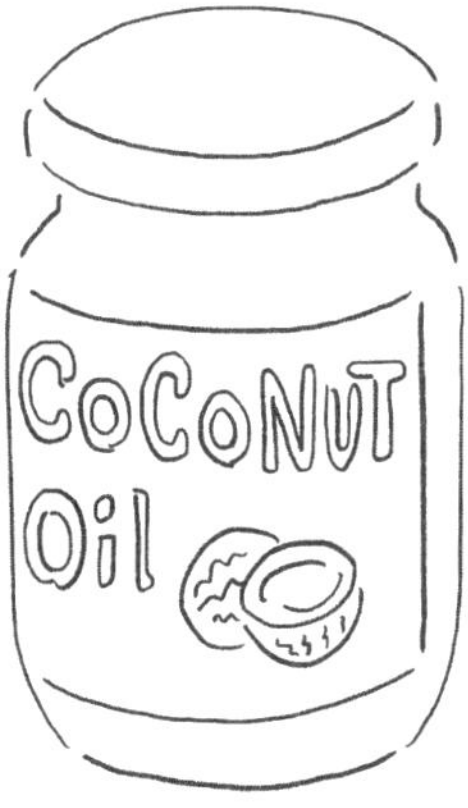

ココナッツオイル×糖質はダイエット効果がなくなる

ダイエット効果などで話題のココナッツオイルですが、みなさんは、ココナッツオイルと糖質を一緒に食べたらダイエット効果に意味がないことはご存じでしたか?

ココナッツオイルを摂るときに関しては糖質オフと組み合わせなければ効果はありません。

ココナッツオイルを摂取して痩せる理由は、オイルに含まれる中鎖脂肪酸にあります。この中鎖脂肪酸には「体内でケトン体を生成してエネルギー源にする」という特徴があります。ケトン体は、〝体脂肪を分解する〟ことで作られるもの。これがダイエットにつながるポイントです。

しかし、ここで注意したいのは、ケトン体は、体内のブドウ糖がなくなったときに作られ始めるということ。ブドウ糖とは、私たちの体を動かすエネルギー源。ご飯やパンなどの炭水化物に含まれる糖質は、体内でブドウ糖に変わることでエネルギーになり、体や脳の働きを維持してくれます。体の中にブドウ糖が多いと、体はブドウ糖からエネルギーを吸収し始めるようになっているため、ブドウ糖が残っている状態ではなかなか中鎖脂肪酸が機能してくれないのです。

ココナッツオイルで痩せるといわれる理由――それは、糖質（ブドウ糖）が少ない状態で中鎖脂肪酸（ココナッツオイル）を摂取すると、その中鎖脂肪酸が体脂肪を燃やしてくれるから。つまり、糖質制限をしている状態ではじめてココナッツオイルのダイエット効果が発揮されるのです。

中鎖脂肪酸の性質を最大限に生かすのであれば、意識的に糖質制限をして、体内のブドウ糖を少なくする。そのうえでココナッツオイルを摂取すると、脂肪が分解されていくのです。

MCTオイルも糖質と一緒に摂ってはいけない

糖質と一緒に摂ってはいけないオイルがもうひとつあります。MCTオイルです。

ココナッツオイルと同じくMCTオイルが含有している中鎖脂肪酸は、体にブドウ糖（糖質）がなくなってからはじめて、体脂肪を分解するケトン体を生成します。糖質と一緒に中鎖脂肪酸を摂ってしまうと、脂肪は分解されません。MCTオイルダイエットをされる方は、糖質を控えたうえではじめて効果が出るということを忘れずに。

ちなみに、代謝を促進する効果があるMCTオイルなどは、エネルギーの素となってくれるので一日のはじまりに摂取するのがおすすめ。朝のはじまりのオイルとしてうまく活用したいですね。

10 サラダ油はやめる

ほとんどのサラダ油は化学的に作られている

私はいわゆる「サラダ油」は買いません。炎症を助長するオメガ6が多いのはもちろんですが、はっきり申し上げますと、その多くが化学的に作られた人工的なオイルだと思っているからです。

「ヘルシー」や「トクホ」を謳ったオイルもスーパーに売られていますが、とんでもない！　よくよく裏側の表示を見ると、まったくヘルシーでないこともしばしばあります。自然な方法ではない、化学的な方法で作られているオイルは非常に危険なのです。

トランス脂肪酸が発生するサラダ油

原料を一度に大量に溶かすために、溶剤を使用し、その後に高温の熱を加え、溶剤を気化する抽出法を「溶媒抽出法」と呼びます。ほとんどのサラダ油はこの抽出法で製造されており、これによって一度に大量のオイルを製造できますが、大きな落とし穴もあります。

まず、高温で処理する抽出法では「トランス脂肪酸」が発生します。トランス脂肪酸は自然界にも多少は存在しますが、化学的に発生したものは、悪玉コレステロールを増やし、動脈硬化の原因になってしまいます。また、トランス脂肪酸が増えると、オメガ6やオメガ3などの必須脂肪酸が細胞膜を作るのを邪魔してしまい、細胞の機能が低下してしまいます。このため、トランス脂肪酸は、世界的にも摂取制限を設ける傾向にあります。

さらに原料を高温処理することで、発がん性が疑われている有害物質の発生が危惧されています。そして、原料に含まれるビタミンやミネラルなどの栄養素も失われ、

「空っぽなオイル」になってしまうのです。

選ぶのは、低温圧搾で作られたオイル

では、どのオイルがいいのか。なるべく「低温圧搾」いわゆる「コールドプレス法」で作られているオイルを選ぶといいでしょう。

コールドプレス法とは、食用油の原料である果実や種子に熱ではなく、圧力をかけてオイルを搾り取る方法です。昔は石臼で果実を挽いていたようですが、現在では機械を使い、摩擦によってできるだけ熱が発生しないようにじっくり時間をかけて抽出していきます。

溶媒抽出法に比べると、コールドプレス法は時間がかかるため非効率な方法ではありますが、高温にして悪質な物質を出さず、さらに栄養が削ぎ落とされたりすることもないため、栄養価も高く、発がん性物質など悪質なものを出す心配もありません。

コールドプレス法で精製したオイルは正直、お値段は張りますが、美と健康のことを考えると背に腹は代えられません。

11 肉で脂肪燃焼はやめる

肉だけで脂肪は燃えない

肉に多く含まれるタンパク質は体にとってなくてはならないものです。しかし、肉が健康にいいということを信じすぎるのは危険です。確かにラム肉などには脂肪燃焼を助けるL－カルニチンが含まれていますが、それでも結局のところ肉には脂肪分も多く含まれているということを忘れないでいただきたい。

また、赤身肉は脂肪を燃やすという情報もありますが、これは、肉に含まれるタンパク質が脂肪を燃やす原料になっているということです。肉にこだわらずとも、魚でも大豆でもほかのタンパク質でも脂肪は燃えます。それよりも赤身肉の摂りすぎのリスクに目を向けていただいたほうが賢明です。

赤身肉の食べすぎは大腸がんのリスクに

ヘルシーなイメージがある赤身肉。美容やダイエットを気にされている方はよく食べているかもしれませんが、じつは赤身肉を食べすぎると大腸がんのリスクが高くなるといわれており、赤身肉を毎日85gずつ食べ続けると死亡リスクが13%アップするというデータもあります。「赤身肉ならいくら食べても大丈夫だろう」と思っている方は食べすぎに注意です。

日本人の元来の食生活において、毎日ステーキを食べたり、ソーセージなどの加工肉を頻繁に食べたりすることは稀なため、そこまで肉の食べすぎを気にしなくてもいいといわれているものの、近年では食生活が欧米化していることは確か。外食ではお肉を選び、毎日のお弁当でソーセージを食べる……といったことを続けていると、知らないうちにリスクに晒されているかもしれません。無理をしてお肉を食べなくたっていいのです。むしろ無理をして食べてほしいのは魚のほう。これまで述べてきた通り、サバをはじめとする青魚には私たちの体に不足しがちな良質な油が含まれています。最近、お肉の食事が多いなと思い当たる方は、これを機会に食生活を見直してみましょう。

「肉を食べれば元気が出る」は嘘

肉に関する誤った認識はほかにもあります。「お肉を食べるとパワーが出る」というなんとなくのイメージが先行し、「落ち込んだら焼き肉やステーキを食べに行く」などという方が多いですが、じつはこれ、医学的には全く根拠がないこと。

例えば、貧血気味な体質を補うために赤身肉を食べるとしましょう。確かに赤身肉には鉄分が多く含まれているので理にかなっていますが、マグロにも同じように鉄分が入っているので、ステーキではなく赤身魚を食べたってOK。何も肉にこだわらなくてもいいのです。

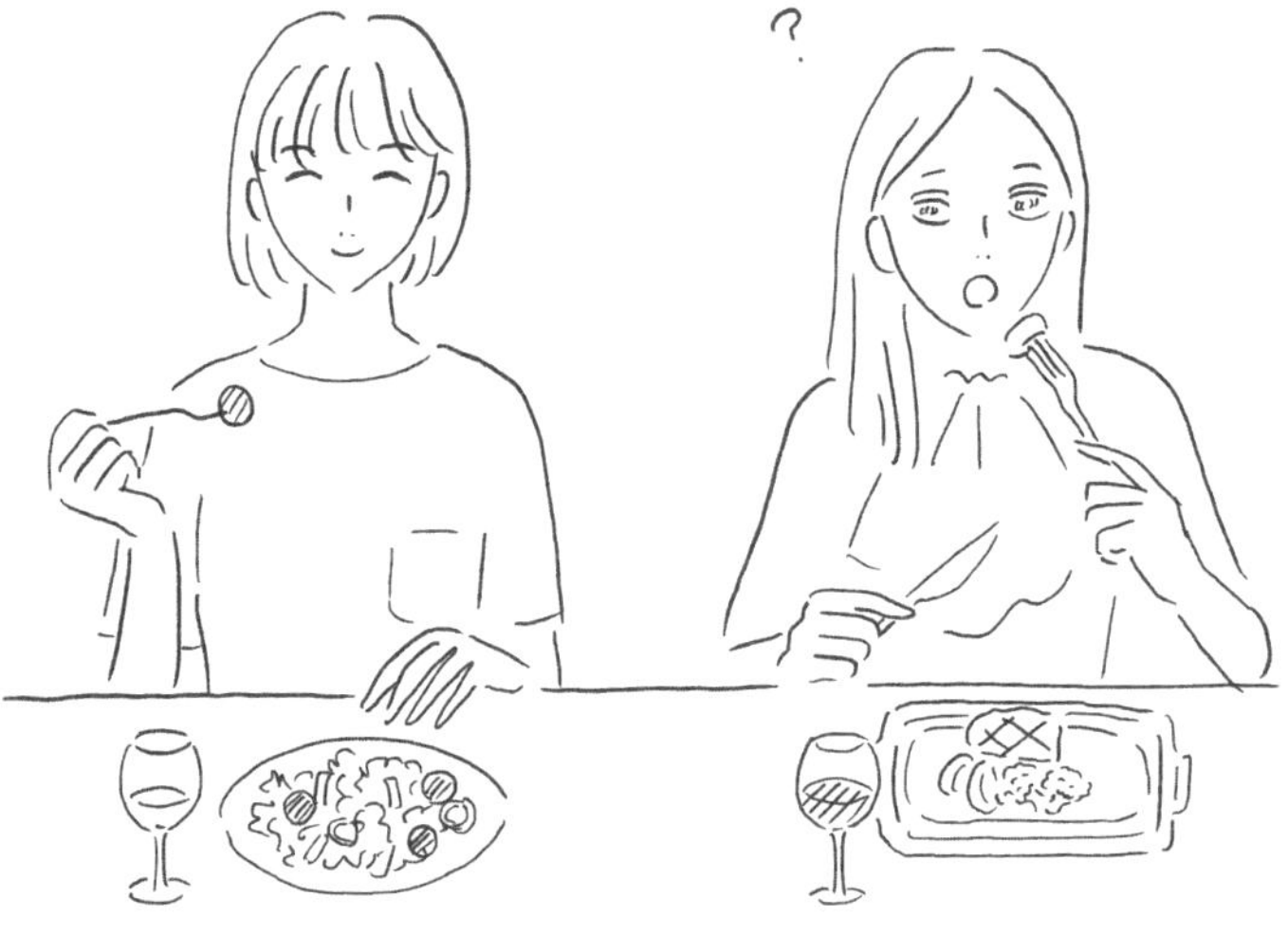

12 ファミリーサイズはやめる

大人買いではなく、〝大人の食べ方〟をマスターして

どうしても甘いものを食べたくなるときってありますよね。職業柄、「先生はお菓子を食べないのでは？」と思われることが多いのですが、私だってお菓子を食べます。だって、一生甘いものを食べないなんて嫌ですもの。

ただし、お菓子は選び方と食べ方が重要です。まず、大容量のファミリーサイズではなく、食べたいときに小袋タイプを買うようにしてください。

「大人の醍醐味！」と、チョコレートのバラエティパックを大人買いしたくなる気持ちもわからなくはありませんが、全部食べたくなってしまう危険性があるのでおすすめできません。これでは明らかに糖質の過剰摂取となってしまいます。

買うのであれば、コンビニのレジ横に置いてあるような小さなお菓子を。そして、少しずつ食べることをおすすめします。

ちなみに私自身はあまり大人買いをしません。「お得だな〜」と思って大量買いしても腐ってしまったり、「もったいないから食べちゃおう！」と無駄食いをしてしまったりするので……。だったら、ちょっと高級で栄養価の高いチョコレートを1つだけ買って大事に食べるほうが好きです。

板チョコは2週間かけて食べる

小袋タイプのお菓子は一口程度で済みますが、お菓子の食べ方にも気をつけたいところです。例えば、板チョコ。これを丸々一枚かじるような一気食いをしてはいけません。1週間から2週間をかけてひとかけらずつ食べましょう。

理想を言えば、砂糖がたっぷり入っているものではなく、ポリフェノールである力カオがしっかり含まれているものを選ぶとよりよいです。

また、おまんじゅうなど1個ずつ小分け包装されているものもダメではないのですが、「糖質を食べた」という意識は忘れずに、その次の食事ではお米など糖質をセーブするように心がけましょう。

極論、おやつにおまんじゅうを食べておなかいっぱいになるくらいだったら、食事の時間にご飯でおなかをいっぱいにしたほうが体は喜びます。無駄にちょこちょこ食べていると、そのときは満たされても食べている気がしなくなりますから。

ポテトチップスは極力小袋を買う

みなさんも大好きなポテトチップス。無性に食べたくなる気持ちもわかります。でも、ポテトチップスはジャガイモという糖質の多い食材を、オメガ6を多く含む油で揚げてある、注意すべき食べ物。一生食べるなとはいいませんから、これも大袋ではなく、極力小さい袋を買うようにしましょう。

そしてポテトチップスを食べたあと、その罪悪感を打ち消すためにも野菜ジュースを飲むことをおすすめします。甘くておいしい野菜ジュースではなく、無添加のいわゆる〝おいしくない〟野菜ジュースですよ。糖質を消費するとき、体はビタミンやミネラルを使います。これを野菜ジュースで補ってあげるわけです。

「絶対に食べない！」と頑なになってしまうほうが体に毒。ストイックにしすぎても意味がないので、食べ方と選び方の工夫のカードを持っておきましょう。

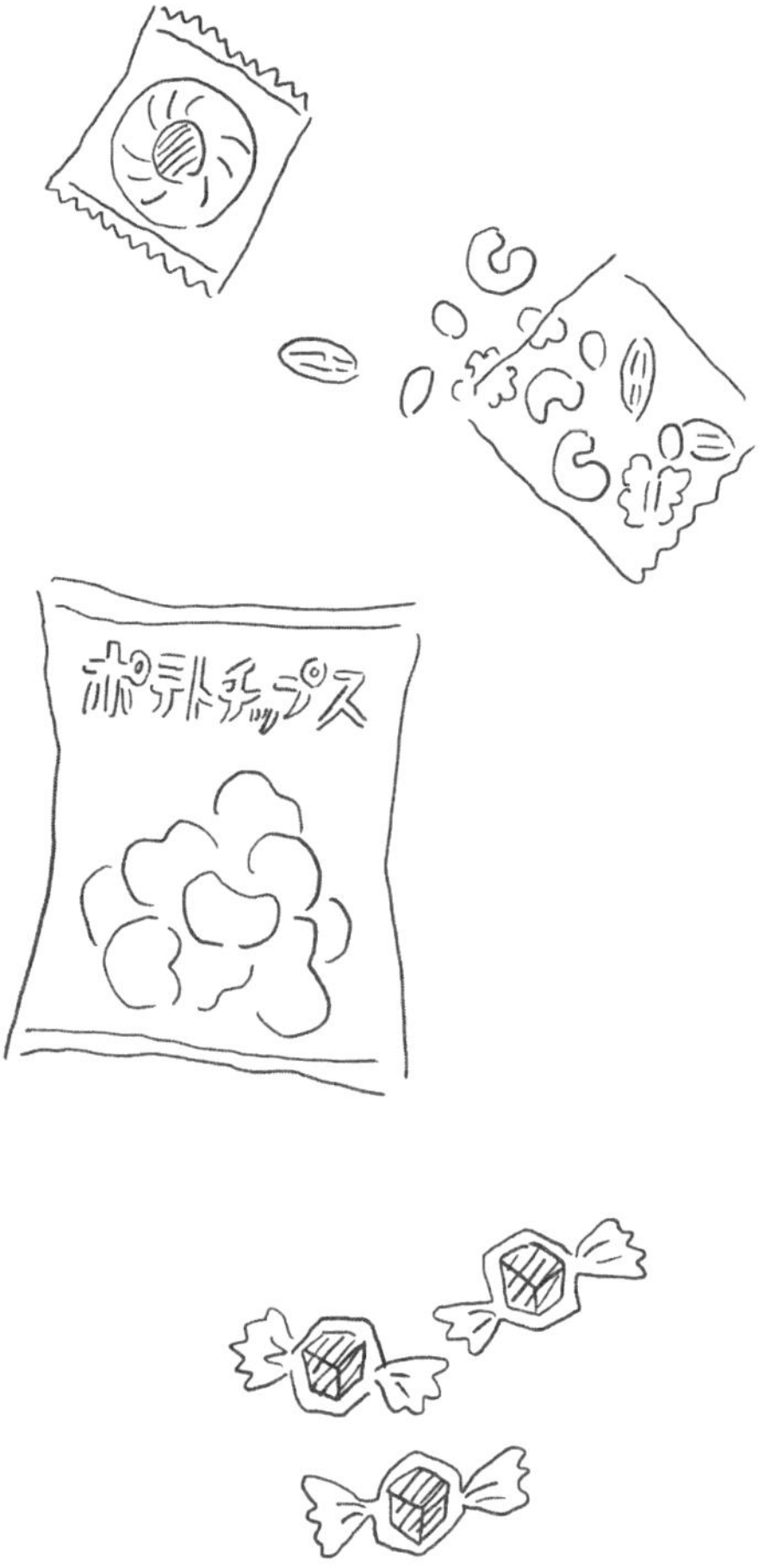

13 玄米の摂りすぎはやめる

しっかり噛めないのなら玄米食は向かない

28ページでもお話ししたように、体にいい食材として有名な玄米にはじつは落とし穴があります。確かに玄米はGI値も低いため、血糖値が上がりにくい。食物繊維を豊富に含んでいるうえ、ビタミンやミネラルも摂取することができます。ヘルシーな主食としては向いてはい

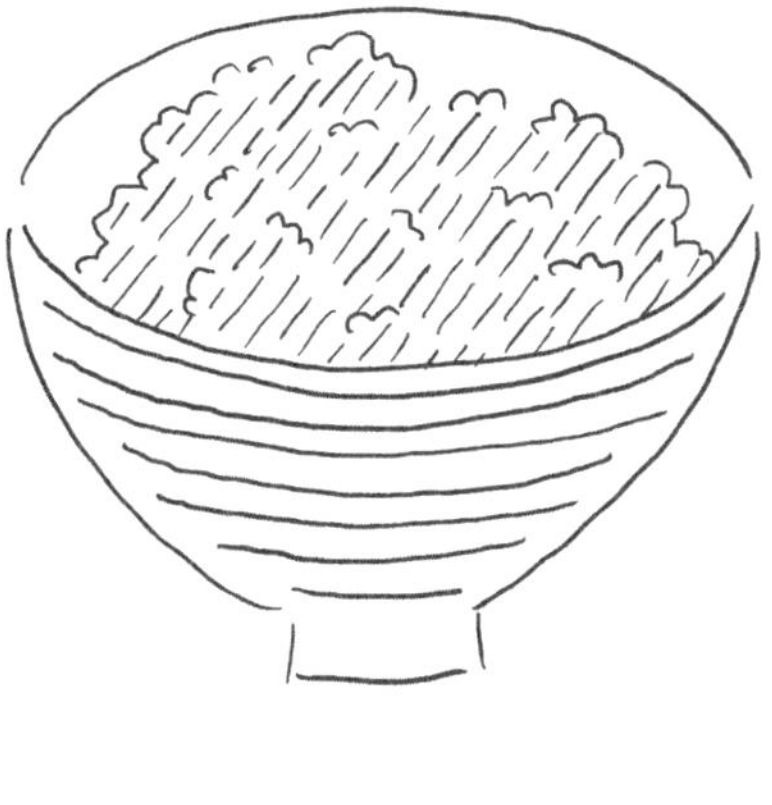

るのですが、きちんと噛んで食べないと消化不良を起こしてしまうことを忘れないでいただきたい。

この「しっかり玄米を噛む」というのが簡単そうに見えてなかなか厄介です。特に時間のない現代の私たちにとっては難しいことになるかと思います。

時間をかけ、よく噛んで食べることができないのなら、玄米にこだわる必要はありません。「玄米こそが最強だ！」という玄米神話からは少し離れましょう。ちなみに、そのGI値の低さから太りにくいといわれる玄米ですが、カロリーはほぼ白米と変わらないため、じつは食べた分だけしっかり太ります。

「玄米を食べる人は短命」の真相は？

もしかしたら「玄米を食べる人は短命だ」という記事などを見かけたことがある方もいらっしゃるかもしれませんね。じつはこの噂にはからくりがあります。

玄米に特化した食事を選ぶ方たちのなかには、かなり極端に菜食にこだわってしまう方が少なくない割合で存在します。肉や魚を全く摂らない生活を送ると、鉄分が少なくなったり、動物性のタンパク質の摂取が少なくなるなど、体に必須の栄養が不足します。これを理由に体を壊すことがあるというのです。

つまり、「玄米を食べるから短命になる」というよりは、「玄米を食べる人が極端な食生活で体を壊して短命になることがある」ということ。やはり健康でいるためには、栄養に偏りなく、バランスよく食事を摂ることが重要といえそうです。

〝こだわりすぎ〟からは何も生まれない

玄米至上主義の生活をしたり、それによってヴィーガニズムの食事をしたり……。ひとつの事にこだわり、ストイックすぎる食生活を送ることはあまりいいとはいえません。ブロッコリーがいいといわれたら、頑なにブロッコリーだけを食べ続けるのでは栄養的に足りません。この本のなかで赤身肉などをおすすめしてきましたが、だからといって赤身肉ばかりを食べていても別のリスクが襲ってきます。

大切なのは何でもまんべんなく、バランスよく食べること。これを意識しつつ、あなたのライフスタイルに無理のない範囲で健全な食生活を心掛けてほしいものです。

14 ストイックな食事はやめる

やりすぎは意味をなさず、体を壊すだけ

「ブロッコリーダイエット」「りんごダイエット」など、ひとつのものだけを食べ続けるストイックな単品ダイエット。いわずもがな、こういった無理なダイエットは体に悪影響を与えます。はっきり申し上げますと、単品ダイエットにはメリットはありません。痩せはしますが、栄養失調になりながら痩せていくようなものです。

単品ダイエットに限らず、ストイックな食事には危険が潜んでいます。

前項でも触れた玄米食や筋トレ中の鶏肉第一主義など、体にいいからといってそれだけを食べ続けるのはやりすぎ。タンパク質を多く摂りすぎると、腎臓への負担が大きくなったり、ひどいときには血尿が出たり……。体の中に糖質がなくなると、脳の活性化も落ち込みます。短期集中で一時期やる分にはいいかもしれませんが、ずっと続ける食事法ではありません。

よかれと思ってやっていることでも、ストイックすぎると、体にとって毒となってしまうわけです。

何事もほどほどがちょうどいい

余談ですが、医師として私が常に気をつけているのは、「これ、いいですよ」と断定しすぎないことです。例えば、「ブロッコリーがいいですよ」というとひたすらブロッコリーしか食べないという方が出てくる……といった具合に、真面目な性格を持つ日本人のストイックさに拍車がかかってしまうからです。いくらブロッコリーに栄養があるとはいえ、それだけ食べていても意味がなく、栄養にも偏りが出てきます。

昔は「これ、いいですよ」とおすすめすることもあったのですが、そうなると患者さん自身もずっとやりすぎてしまう。「これもいいけど、あんまり特化しすぎないでくださいね」というように、私自身も変わってきたと感じています。

完全な食材がないからこそ、バランス食が重要

極論をいうと、すべての栄養素が含まれている食べ物はほぼありません。ビタミンを摂りたかったらキウイを食べるけれど、じゃあそこにタンパク質が入っているかといったら話は違う。タンパク質が豊富な牛肉の赤身肉には食物繊維が入っていない――このように栄養的に完全な食べ物がないからこそ、まんべんなく、バランスよく食べることが大切になってきます。

また、自然界にある食材で絶対に食べてはいけないという食べ物もありません。もちろん、加工肉や精製されたお砂糖、オメガ6が多すぎる食事、高脂肪食や人間が過度に手を加えた体に悪い食べ物など避けたほうがいいものはたくさんありますが、自然が生み出した食材には栄養がたくさん。自然界の恩恵にあずかり、偏りなく食べていくことのほうがキレイへの近道なのです。

15 ポテトサラダはやめる

ポテトサラダはサラダじゃない

まず、大前提として私はポテトサラダのことをサラダとは思っていません。炭水化物であるポテトに脂質のマヨネーズを混ぜているだけのポテトサラダは、糖質のかたまり。もはやサラダではなく、れっきとした主食です。

さらにいえば、コールスローサラダも脂質やオメガ6の巣窟であるマヨネーズがたっぷり。炭水化物がメインとなってしまう肉じゃがやかぼちゃの煮つけなども野菜を摂るためのメニューとはいえませんね。たまにメインディッシュの付け合わせでマッシュポテトやフライドポテトなどが添えられているのを見かけますが、付け合わせにするのなら生野菜のサラダにすればいいのに……と正直思ってしまいます。野菜と見せかけて、そうとはいえない糖質過多な野菜たちは身の回りにうようよいます。

ポテトは食べ方を工夫する

そもそもハンバーガー屋さんでの注文の際、「サラダにしますか？ フライドポテトにしますか？」でなく、「ハンバーガーにしますか？ フライドポテトにしますか？」であるべきです。私は「じゃがいもは主食ですよ」と声を大にして言いたい。明日から、サラダを食べるときは、本当にそれが野菜かどうかを意識してください。

勘違いしないでいただきたいのは、私はじゃがいもを食べるなといっているわけではありません。100ページでもお話ししたように、いも類は良質な食物繊維を含みます。食べ方に工夫が必要なのです。

まず、一番手っ取り早いのは、ポテトサラダを葉物野菜のサラダに変えてもらうことです。それが難しかったら、じゃがいもをはじめとする糖質の多い食材は、主食と捉えて食べること。例えば、ハンバーガーのバンズを1枚なくしてもらう。ステーキを食べるとき付け合わせでポテト系がついてくるのなら、ライスやパンは頼まない。これは、じゃがいもを糖質と捉えた食べ方です。

間食として食べる分にはOK

私は、蒸したじゃがいもやさつまいもを間食として食べることが多いです。副菜という感覚ではなく、おにぎりをひとつ食べる気持ちでいただいています。いも類のメリットは、食物繊維が豊富なことと、含まれるビタミンCが加熱しても壊れないことにあります。

じゃがいもと同等に気をつけなければならない野菜がにんじんです。にんじんも糖質を多く含む食材。私は家庭では甘いグラッセなどにはせず、お酢で漬けて少し甘めのピクルスにしたり、キャロットラペにしてツナと和えたりするなどして、余分な糖質を避けるようにしています。作り置きしておけば、食卓の彩りとしても活躍します。

16 グルテンフリーはやめる

健康体にはグルテンフリーはおすすめできない

グルテンフリーとは、小麦などに含まれているグルテンを摂らない食生活のこと。小麦のほかにも、大麦やライ麦にもグルテンは含まれており、粘り気や弾力があるためパンやパスタのもっちりとした食感をつくる元となっている成分です。グルテンが含まれている身の回りの食品を挙げてみると、ラーメンやピザ、うどんや天ぷらの衣などその種類は多岐にわたります。

聞くところによると、グルテンフリーにしてみたら「体や腸の調子がよくなった」「痩せられた」など、さまざまなご意見があるようですね。しかし、はっきり申し上げましょう。私はグルテンフリーをおすすめしていません。

「グルテンフリー＝腸内環境改善」は全員には当てはまらない

ただ、これはある病気を持っている方をのぞいてのお話。

セリアック病と呼ばれるグルテンに対するアレルギーを持っている方がいらっしゃるのはたしかなので、そういう方にとってグルテンフリーの食生活は必要です。

この病を持つ方がグルテンの入った食品を食べると、腸にアレルギー反応が出て悪影響が心配されます。しかし、至って健康体の方々にとっては関係のないことです。

「グルテンフリーを取り入れたら腸内環境が改善された」などの声もありますが、健康体の人が実践したとしても、そういった効果は得られません。

よく考えてみてください。ピーナッツアレルギーではないのに、ピーナッツを絶対に食べない、というのはおかしな話ですよね。これと同じで、病気ではなく健康体の人間がグルテンフリーの食生活を突然始め、急に小麦などを食生活から完全除去するのははっきりいってナンセンス。

「グルテンフリー＝よい健康法」のような認識が広まったのは、海外セレブやスポーツ選手などが火つけ役のようですが、事実を見てみると、ただ単純にセリアック病や小麦アレルギーを患っていたというだけの話。あなたがそういった病気を患っていないのであれば、グルテンフリー生活をする必要はまったくないのです。

「グルテンフリーで痩せた！」の本当の真相は？

では、セリアック病ではない健康な人がグルテンフリーを実践してみたら、なぜ「痩せた」のか？　じつは、これにはカラクリがあります。

例えば、ある健康な方がグルテンフリーの生活をするとしましょう。小麦をやめて白いご飯を中心とした食生活に切り替えたと仮定します。

正直、この場合は痩せる可能性があると思います。なぜなら、うどんやパスタなどの「炭水化物の単食食い」をやめるから。

これは、ただ食べすぎていた糖質を減らしただけにほかなりません。

加えて、グルテンフリーで推奨されている肉や魚、野菜やくだものなどを中心とした生活にしたとしたら、なおさら食生活がよくなって痩せ、むしろ健康的になっていくでしょう。病気ではない健康な人がグルテンフリーで痩せたという事例は、グルテンフリーのおかげではなく、単に食生活が改善されただけです。

グルテンフリーを謳う食品の罠

グルテンフリーを謳ったパンやお菓子、スイーツなどは多く販売されていますね。こういった食品をよかれと思って購入していませんか？　特に病気を持っていないのであれば今すぐやめることをおすすめします。

例えば、グルテンフリーを謳うスイーツはグルテンをなくす代わりに糖分や油を入れていることが多々あります。グルテンの効能であるモチモチ感を補うために油を混ぜたり、別の添加物を加えたりなどの工夫が施されているため、結果的に糖質や脂質が高かったりするのです。

こういったことから考えても、病気を患っていない人たちが進んでグルテンフリーをすることはまったく意味がなく、むしろマイナスだといえるでしょう。

グルテンフリーに固執せず、これまでご紹介してきたような健康な食事方法を意識することのほうが健康への近道です。

17 油ものの翌日は油を控えるはやめる

オメガ6を摂りすぎたらオメガ3でカバーする

問題です。ランチで中華料理を食べた場合、あなたはどんな油を摂取したことになるでしょうか？　中華料理に多用されるのは、ゴマ油やサラダ油。そうです、つまりオメガ6ですね。中華料理に限らず、外食すると気づかぬうちにオメガ6を摂取していることが多々あります。

油っぽいお料理を食べたあと、「今日は油を摂りすぎてしまったから油は控えよう」

という考えになりがちかもしれません。しかし、それは大きな間違い。

みなさんには、「今日はオメガ6を摂りすぎてしまったから、オメガ3を摂ろう」という思考になっていただきたいのです。

これまでお話ししてきた通り、オメガ3とオメガ6は、1：4のバランスで摂るのがひとつの目安とされています。この配分を守るため、油を食べたら、油を補うことが重要です。

例えば、お昼ごはんで「オメガ6を摂りすぎてしまった」と思ったら、夕飯はオメガ3を意識した食事にする。具体的にいうと、夜にサンマを食べれば、オメガ3を上手に取り入れることができますね。夕飯を食べることが難しければ、アマニ油やエゴマ油のサプリメントなどを使うのもOKです。

工夫をしながら積極的に油を補う

そのほかの食事の工夫でもオメガ3を補うことができます。例えば、焼き肉を食べるときは、必ずエゴマの葉っぱで包んでお肉を食べるようにしたり、コンビニで食事を済ませるときは、肉のおかずを避けてサバの味噌煮缶を選んだり……。こうすることで、オメガ3の不足をカバーすることができます。

ただ、手軽な缶詰でいえば、ツナ缶には注意が必要。魚ではありますが、使用している油が何のオイルなのかがわからないと危険です。最近では、ノンオイルのツナ缶も登場しているようですが、できれば青魚の水煮缶などを選ぶといいでしょう。

また、ナッツ類も効果的です。小腹が空いた時間にオメガ3を含むくるみやアーモンドを食べ、オメガ3を補填するのもすばらしいことです。

特に、夜にオメガ3を摂るのはおすすめです。一日の終わりをオメガ3の摂取のタイミングとして習慣づけするのもいいと思います。ただし、オイルはカロリー的には高いものではあるので、気になる方は無理せず、日中に摂取してくださいね。

オメガ6の油を摂りすぎたと感じた翌日は、意識的にオメガ3を。摂る油の質を意識するだけでみなさんの体はだいぶ変わってくると思います。

18 肌トラブルに合わせた化粧品はやめる

肌は食事で改善が可能です

肌のトラブルに合わせたコスメ、たくさん出ています。毛穴も気になるし、乾燥も、吹き出物も……と選びきれなかったり、同じようなアイテムをいくつも買ったりしていませんか？　高価なコスメをあれこれ揃える前に、食事について見直したでしょうか。肌の悩みを抱える方のうち、少なくない割合の方は、食事や生活習慣によって肌状態をよくすることができます。肌トラブルに合わせていくつもアイテムを投入するのをいったんやめて、普段何を食べているかを振り返ってみましょう。

「甘いものを食べるとニキビができやすい」の本当のワケ

糖質を食べすぎたり、疲れていたりするとニキビができやすいことはみなさんも身をもって知っているかと思います。このニキビの原因はおもに2つあります。

1つめの原因は、男性ホルモンによる過剰な皮脂分泌。糖質を摂取すると脳が興奮し、男性ホルモンが分泌されます。男性ホルモンが優位になると、顔が油っぽくなって皮脂が詰まり、肌トラブルの原因に。これは、ストレスが溜まっても同じことが起こります。

口まわりに突然ニキビができた経験はありませんか? これは、男性ホルモン優位によるもので、男性のヒゲが生える場所にニキビができやすくなってしまうのです。

もう1つの理由は、糖質を分解するときに使われるビタミン不足です。甘いものに代表される糖質の分解には、ビタミンB群が多く使われます。ビタミンB群は油を抑える作用があるのですが、糖質分解に使われてしまうと、顔からの皮脂分泌が過剰に……。結果的にニキビができやすくなってしまうというわけです。

こういった背景を考えると、やはりスイーツをどかどか食べることはやめたほうが賢明。それでも甘いものが食べたい！という方には、フルーツを食べることをおすすめします。もちろん、フルーツにも糖質は含まれていますが、ビタミンや抗酸化物質が入っているものもありますし、腸内環境を整える食物繊維も摂ることができます。

肌の乾燥対策にはオメガ3と水がいい

食の視点からみると、肌の乾燥を防ぐためにはオメガ3の摂取が最適です。

じつはオメガ3の摂取が少ないと、乾燥肌に傾き、痒みが出てしまうということがわかっています。オメガ3には細胞膜をしなやかにする機能があるため、ある程度肌のバリア機能をアップする役割も担うのです。これまでご紹介してきたように日本人はオメガ3の摂取が圧倒的に不足しています。体の不調を取り除くためにもしっかりオメガ3を摂ることが重要といえるでしょう。

さらに、もっと簡単に乾燥を防ぐ方法があります。それは水をたくさん飲むことです。単純明快ですが、水を飲むと顔の水分量が上がります。変な話、化粧水をばしゃばしゃと1日1本の勢いで使うよりも、水をたくさん飲むほうが肌の水分量を保持できるのです。

最低でも1日に1〜1・5リットルくらいの水を飲むと、顔を含めた皮膚の水分量が上がっていきます。水だけではちょっと……という方はノンカフェインのお茶がおすすめ。また、中国古来のお茶・白茶は、抗酸化作用の高いポリフェノールも多く含むため、飲めば肌をきれいにするといわれています。

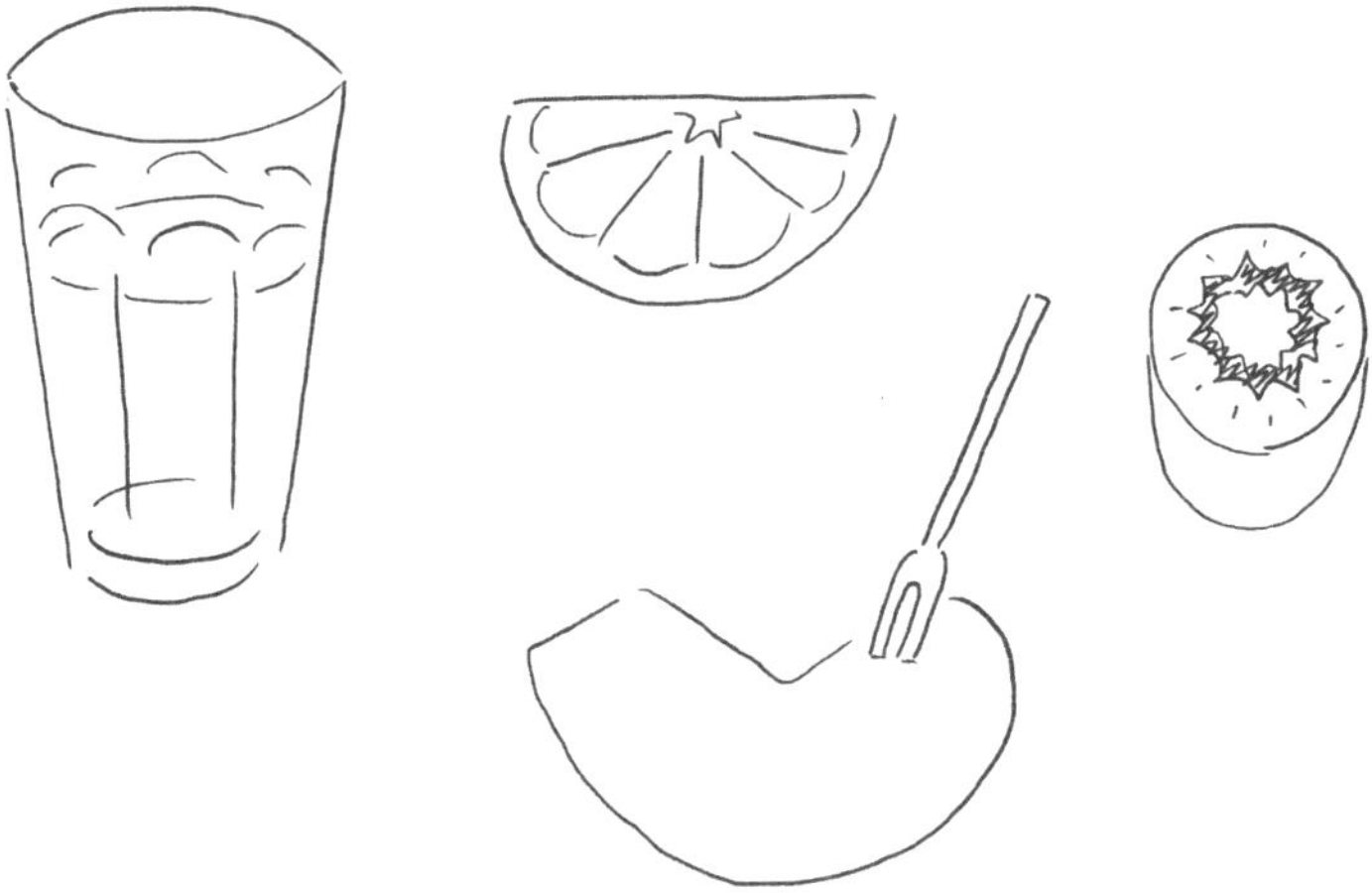

19 新型アレルギー検査はやめる

昨今、新型アレルギーと呼ばれる遅延型アレルギーが大人になってから発覚したという話題を耳にします。しかもそれがよりによって大好物の食べ物だったり、これまで問題なく食べてきた食べ物だったり……。

しかし、私からしてみれば、新型アレルギーとは「何を根拠にそのようなことを言っているのでしょう?」というのが正直なところ。では、なぜ新型アレルギーと診断される人が増えたのでしょうか?

IgGの数値が高いからといって新型アレルギーとは限らない

アレルギーの原因となる物質はアレルゲンと呼ばれます。アレルゲンが体内に入ってくると、体はこれに対抗しようとし、ＩｇＥ抗体というものを作り出します。

このＩｇＥ抗体は、皮膚や粘膜にあるマスト細胞と呼ばれる細胞の表面にあるもの。どのアレルゲンに反応して症状を引き起こすかは人それぞれですが、アレルゲンがＩｇＥ抗体と結合すると、マスト細胞の中にある化学物質が放出されて、かゆみなどのアレルギー症状が引き起こされます。これが主なアレルギーの仕組みです。

通常、アレルギーを見つけるときはこのＩｇＥ値の高さがひとつの指針となるとされています。しかし、じつは遅延型アレルギー検査の正式名称は「血中食物抗原特異的ＩｇＧ抗体検査」といい、アレルギーに関与するＩｇＥ抗体を測る訳ではなく、アレルギーとは関係ないＩｇＧを測定する検査なのです。この食物抗原ＩｇＧ抗体は食物アレルギーのない健康な人にも存在します。そして面白いことに食物摂取に比例して増加するのです。

例えば、遅延型アレルギー検査で、「牛乳の値が高いですね。新型アレルギーの可能性があります」と診断されたとします。そうすると多くの方は慌てて牛乳の摂取を控えてしまいます。するとどうでしょう。食べた量に比例して増加するＩｇＧ抗体なので牛乳を飲むのを控えた結果、牛乳のＩｇＧ値は下がっていきます。医学的にはアレルギーとは全く関係ない数値が下がっただけですが次の診断では「よし、下がってきましたね。良好です」ということになってしまいます。

意識的に体に取り入れていないのだから、ＩｇＧ値が下がるのは当然のことです。だって、食べてないんですもの。これは、アレルギーとも直接関係のないことですし、学術的にもまったく根拠のないものなのです。

好きな食べ物が新型アレルギーと診断されてしまうワケ

私の知人に、新型牡蠣アレルギーだと診断された方がいます。

でも、その方は牡蠣が大好き。診断後、大好物の牡蠣を試しに食べてみたところ、驚くことにまったく体に異常が出なかったといいます。その後も気にしないで食べても、かゆみや湿疹など何も症状は出てこない。

さらに、興味深いことに夏の健康診断では、新型アレルギーだという診断結果が出てこない。なぜなら、牡蠣をたくさん食べていたのは旬である冬だけだったからです。あまり牡蠣を食べない夏にはIgG値が高く出なかったのです。

好きだからいっぱい食べていた。だから牡蠣のIgG値が上がった――好きな食べ物が遅延型アレルギーと診断されてしまう理由はとてもシンプルな構造です。これはあくまでも一例ですが、小麦や牛乳などある程度みなさんが食べるものに関しては、遅延型アレルギーと診断される確率が高いのです。

大切なのは、偏りなく食べること

だからといって今後一切アレルギー反応が出ないとは一概にはいえませんが、「IgG抗体の数値が高いのであなたは新型アレルギーです」「だから、その食べ物を避けましょう」という誤った判断だけに従ってしまうのは非常にナンセンス。

新型アレルギーの間違った検査結果で一定の食物を避け続けるのは健康被害を招く可能性も否定できません。いわれた通りに特定の食べ物を食べない生活を続けると、今度は栄養バランスが偏ってきてしまいます。とはいえ、好きだからといって同じものばかりを食べ続けるのもやはりよろしくないのは当然です。

20 ランニングはやめる

ランニングよりもウォーキング

単刀直入にいうと、美容のためにランニングをするくらいだったら、ウォーキングで十分です。走るのが趣味だというならともかく、わざわざ時間をとってランニングしに行くよりも毎日一駅分歩くほうが断然健康的。

ランニングは、心肺機能を上げますが、体に過度な負荷をかけてしまうので活性酸素が発生しやすい。つまり、老化を促進させます。また、走ると体が興奮するので食欲も亢進されます。いっぱい走っておなかが空いたとからいってそこで食べてしまったら、せっかく走った分の意味がなくなってしまいますね。

ただ、動くなというわけではありませんよ。特に、下半身の筋肉をトレーニングすることはとても大切なことです。

第二の心臓である下半身を鍛える

下半身は第二の心臓と呼ばれているほど重要な部分で、ポンプ作用で心臓に血液を戻すなどの役割も担っています。下半身を鍛えることが、長生き、そして健康と美容の秘訣となりますが、鍛える方法はランニングではありません。先程説明したように、活性酸素を生成してしまうこともデメリットのひとつですが、走ると膝に負担がかかってしまうのも事実。

下半身を鍛えるのにおすすめなのは、筋トレをすることと歩くことです。

例えば、スクワット。これは、下半身を鍛えることに直結し、なおかつスキマ時間にも取り入れやすいのでおすすめです。

また、大股でしっかり歩くということは、全身に血流を送ることにもなりますし、心拍数をそこまで上げるわけでもないので、体に無理なく下半身を鍛えることができます。

歩くスピードは、お話ができるくらいを目安に。誰かとおしゃべりしながら軽いウォーキングをするのがおすすめですね。1日8000〜1万歩くらいを目標にしましょう。

ジムに入会するより、歩数計を買う！

よく、30分走らないと脂肪が燃えないといいますが、これはまったくの嘘です。ずっと走っている必要はなく、ちょこちょこと歩いていても効果はついてきます。

何より、継続的に歩くことが大切なので、私からいわせれば、「ジムに入会するなら、歩数計を買え！」ですね。歩数計を買わずとも、今はスマートフォンに歩数計測アプリが内蔵されていることも多いかと思いますので、それでもOK。自分が本当に何歩歩いているのかを意識的に見たほうがいいのです。

毎日の生活に運動を取り入れる

わざわざウォーキングの時間を取って歩いてくださいというわけではありません。

例えば、朝の通勤時や帰宅時に歩くなど工夫はできます。毎日の生活の中で意識し、できる範囲で行えばＯＫです。

筋トレする時間がないのだったら、階段を上る。

そうすると、自ずと下半身の筋トレにつながります。ダイエットをしたいのであれば、空腹時に歩くことが効果的です。朝ごはんを食べる時間をウォーキングに当てるのがおすすめです。

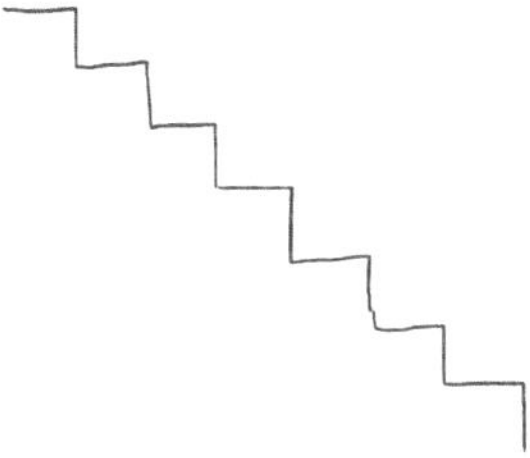

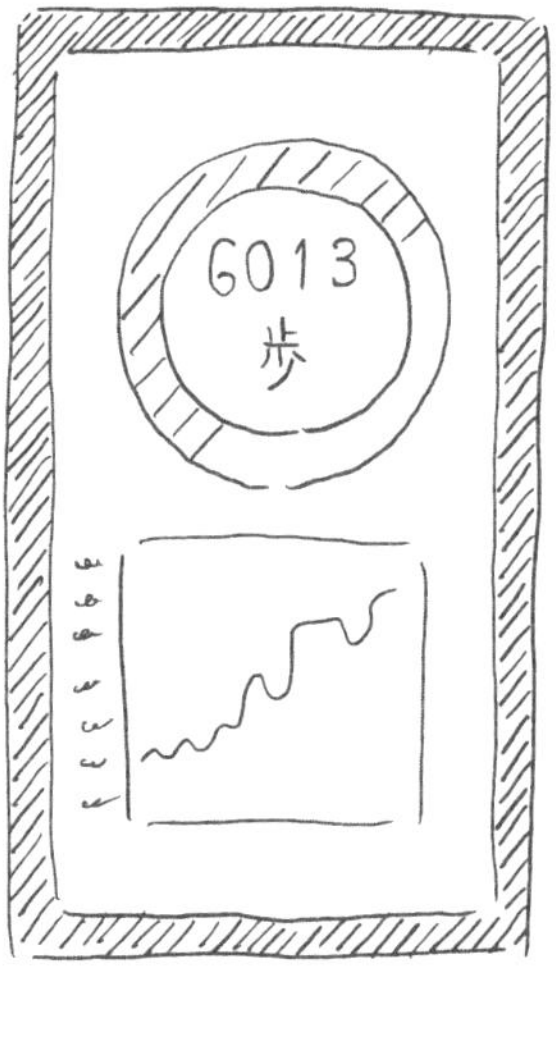

Column

バロメーターとなる服を持っておく

服でベストな体型を把握する

私はあまり体重を当てにしていません。例えば、60キロだったとしても、50キロに見えればいいのではと思うわけです。「私、60キロです」と宣言するわけでもないですし、見ただけで正確な数値がバレるわけでもありませんから。また、体型に対しての他人の発言も当てにしていません。太ったと伝えても人は「全然気づかなかったよ!」「太ったの?大丈夫だよ〜」と堂々と優しい嘘をつくので信用できないからです。

こういったことがあるからこそ、自分のベスト体型のバロメーターとなる服をひとつ持っておくことが大切。「座ったときに服がよれない」「ウエストまわりが苦しくない」な

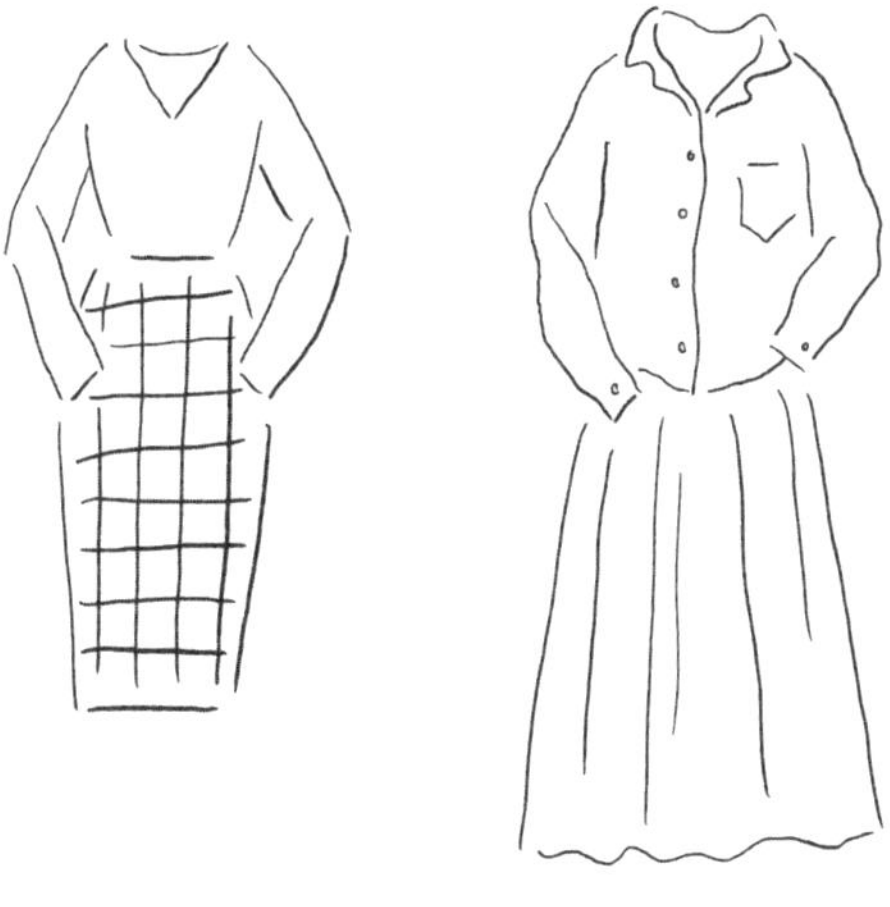

ど服で覚えることで、自分の体型の変化を知ることができます。

服は嘘をつきません。例えば、私は、ウエストがキュッと締まったフレアスカートを目安にしています。ひとつ基準を持っておくと、目に見えるもので体型維持に役立てることができます。「あれ？　ちょっとウエスト苦しくなったかも」というときはスカートが縮んだと信じたくなりますが……。

余談はさておき、だからといって昔買ったものにずっとしがみついているわけでもありません。私の場合、トレンドや年齢を加味して、丈感などを変えるようにしています。特に加齢による体型の変化には抗えないため、「これは無理だな」と思ったらサイズを上げることも大事。でも、「ワンサイズ上げたらそれ以上は上げないように頑張ろう！」といったように自分のなかでルールを決めるといいと思います。

体のメリハリを大事にして服を選ぶ

お笑い芸人である渡辺直美さん、体は大きいけれど、すごく魅力的でチャーミングですよね？　なぜかって、服のサイジングがぴったりで、ボディコンシャスなものを身に着けていらっしゃるから。言い換えれば、自分のボディラインが一番魅力的に見える、メリハリのある服を上手に選ばれているのだと思います。

私も年々服のメリハリを意識するようになってきました。自分のいい部分が見える服がもっとも自分に似合う服。服のサイズを上げたとしても、ボディコンシャスなラインの比率さえ守っておけば、もたつかず、美しく見えると思います。「絶対にウエストは58センチじゃなきゃ！」と数字にこだわるのではなく、自分のヒップやバストに合わせ、長所を生かせるラインで服を考えてみましょう。そのためには自分の体のいい部分を探すことが大切です。

私の場合、ウエストが太りにくいほうなので、くびれが出るスカートをよく穿いています。ウエストのくびれで女性らしさを出そうという作戦です。たとえ、太ももが太ったとしてもパンツほど顕著にわかりませんし、スカートで隠すこともできます。これが私のボディコンシャス。

例えば、おなかが出ている方はタイトスカートを選ばないほうがいいですし、足が細い方はスキニーパンツを穿いて強調していったほうがいい。私は上半身に柔らかいボリュームが出るとろみシャツが定番のトップスですがバストラインがきれいに見えるぴたっとしたシャツが似合う方もいらっしゃるでしょう。私たち全員が全員モデル体型なわけではありません。だからこそ、自分のよさを出せる〈マイベスト服〉を持っておけばいいと思うのです。

第4章

もっと美容を極めるための

生活習慣

正しい知識があれば無駄なく確実に美容と健康を
維持できます。実際に私が日々の生活で
気を付けていることをお伝えします。

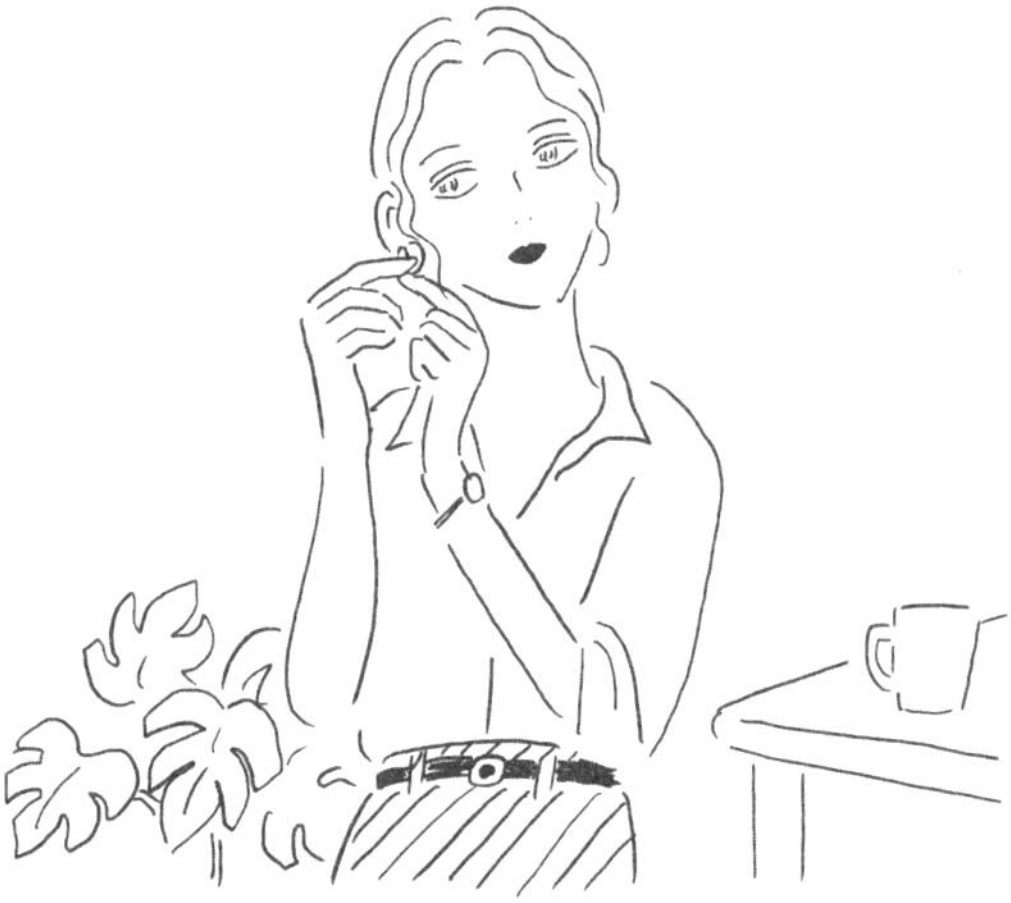

食事の時間

「1日3食は絶対！」を見直してみる

日本人は真面目な性格です。朝、昼、夜と「3食きちんと食べなきゃ！」と思っている方が多いのですが、人によってそれではトゥーマッチだったりします。

まず、朝ごはんを食べるのは絶対でなくてOK。胃が大きくない子どもや成長期の人間はこまめに食べたほうがいいのですが、成長期を過ぎた大人の体はそこまでカロリーを必要としていません。28ページでも少し触れましたが、逆に空腹の時間を作ることによって、オートファジーという機能が働き、壊れたタンパク質を回収して細胞をリサイクルしてくれます。

オートファジーの効果を実感するためには、絶食ではなく、だいたい10〜12時間前後の空腹の時間を作るのがポイント。夜ごはんを19時に食べてから何も食べず、朝7時に起きて朝ごはんを食べれば簡単に12時間の空腹時間を作ることができます。

食事の量より空腹時間で考える

しかし、夜ごはんを19時に食べられる日ばかりではない！というのがみなさんの本音かと思います。何かと忙しい現代人、夜の食事は遅い時間になりがち、おまけに日本人は夜ごはんをたくさん食べる傾向もあります。そういったとき、「昨晩たくさん食べたから朝は量を減らそう」ではなく、〝空腹時間〟を意識し、「空腹の時間を長く取るために朝ごはんは抜こう」と考えていただきたいのです。

空腹の時間を確保するために、朝食べないという選択肢を取ることはむしろダイエット的にもいいこと。じつは空腹の時間がないほうが太ります。たとえ、夜ごはんをいっぱい食べたとしても空腹の時間が12時間くらいあれば、太ることは基本的には少ないです。量よりも時間で食事を摂る。これが新常識です。

夜遅い時間の会食が多い方だったら、そのシフトに合わせ、空腹時間のリズムを作りましょう。例えば、20時に始まり、0時に終わる会食が多い方は朝ごはんをやめ、次の食事は昼の12時以降にすると決める。急に始めると挫折してしまうので、ガラッと変えようとせず、少しずつ時間を調整していきましょう。

1食にこだわらず、1日で栄養を調整する

理想的な食べる順序は、野菜や汁ものから食べ始めることです。食物繊維から食べていったほうが血糖値の上昇は少なく、先に汁ものを飲み、胃を温めると満腹感を感じやすいです。丼ものやパスタなど糖質だけでは、血糖値が上がりやすいので注意が必要。そういった食事のときはサラダをつけるなどの工夫をしましょう。

とはいえ、お昼ごはんとなると、うどんなどの麺もの、チャーハンなどの炭水化物の単品食いになりがち。お昼休みは限られているし、そもそも会社の近くに一汁三菜が整った飲食店がないという方も多いかもしれません。これまでこの本でお話ししてきた内容を思い返せば、炭水化物の単食食いは避けたいところ……。

でも、1食くらい気にしなくていい、というのが私の意見。牛丼を食べたとしても、

次の食事で「今日はお昼に糖質を摂りすぎちゃったから夜は野菜を摂ろう」などと調整し、1日通してのトータルで食事を考えるようにすれば問題ありません。食べた食事の内容を気にするよりは、むしろ先ほどご説明した空腹時間に気をつけていただいたほうがいいと思います。人間、あまりに高い志を持つと、挫折したときが大変。「お昼くらい、いいや」というラフな気持ちで気長に考えましょう。

間食の仕方

ミネラルや食物繊維を意識した間食を

間食は極力抑え、朝・昼・夜の3食でおなかをいっぱいにすることが理想ですが、どうしてもスキマ時間になにか食べたくなるときは誰にだって訪れます。そんなとき、どのように間食を摂っていけばいいでしょうか?

ずばり、間食とは、甘さでごまかすだけではなく、ミネラルや食物繊維、タンパク質の摂取を意識することが重要です。

毎日持ち歩いているわけではありませんが、私は朝・昼・晩の食事以外ではナッツ類を食べるように心がけています。小腹が空いたタイミングに1粒ずつ。

ナッツ類にはオメガ3系の脂肪酸などいい油も含まれていますし、噛みごたえもあるためちょっとした間食にはぴったり。硬めのナッツシリアルバーもおすすめです。

最近では、食物繊維入りのグラノーラバーやタンパク質の大豆バーなどが販売されているので、積極的に選ぶといいでしょう。そのほか、よく食べるのは黒糖ピーナッツです。黒糖も糖質なので血糖値を上げますが、同じくらいミネラルをたっぷり含んでいます。

ヨーグルトを間食にするときの注意点

小腹を満たすためにコンビニでヨーグルトを買って食べる方もいらっしゃるでしょう。ヨーグルトは間食向きですが、無糖タイプのものを選ぶのに越したことはありません。

でも、どうしても甘いものを体が求めているときは、「ブドウ糖」や「果糖」が入っているものよりも、固形の「砂糖」と表記のあるヨーグルトを選ぶほうがよいです。

間食時には、やみくもに血糖値を上げないことをおすすめします。

なかには、ブルーベリーなど果物入りで味がついているタイプのヨーグルトもありますね。一見ヘルシーそうに見えますが、甘味料で甘みをつけていることに変わりはなく、血糖値を上げることにつながるので注意が必要です。

「無糖タイプのヨーグルトはちょっと苦手……」という方は、無糖タイプのヨーグルトにシリアルやドライフルーツなどを入れていただくのがいいと思いますよ。

家にお菓子は置かないと決める

私は、基本的に家にはお菓子をストックしていません。人工的な糖分が入っているグミなどのお菓子ってやっぱりおいしいのですが、毎日食べると糖質過多になってしまうため、自分はもちろん子どもたちに与えるときも土日限定にするなどルールを設けています。当たり前ですが、家にお菓子がなければ自動的に食べなくなるので、意外とおすすめの方法です。

よく子どもたちに与える間食（おやつ）は、蒸したおいも。大豆粉でできたパンケーキミックスを焼くこともありますし、パウチに入った茹で小豆も好評ですね。そのほか、冷凍のブルーベリーを無糖ヨーグルトに入れたり、茹でたブロッコリーをストックしておいてパクッとしたりすることもあります。

やはり意識すべきは、食物繊維やミネラル。お好みもあるかと思いますので、あなたにぴったりの間食方法を見つけてくださいね。

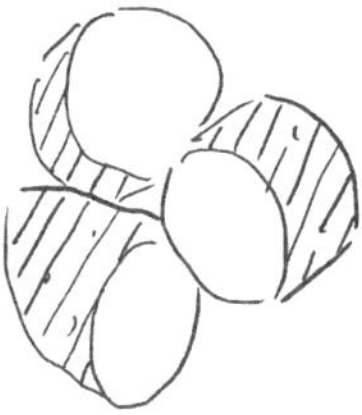
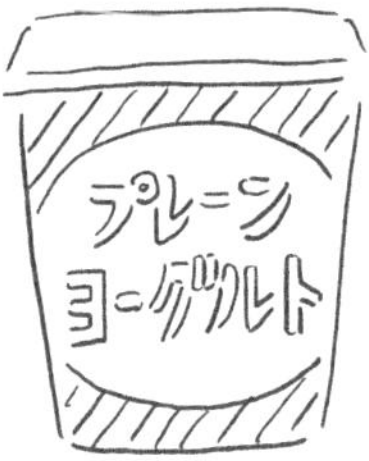

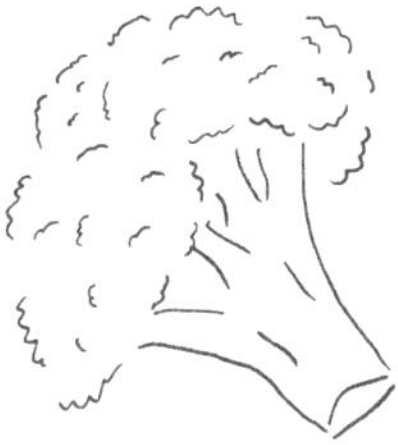
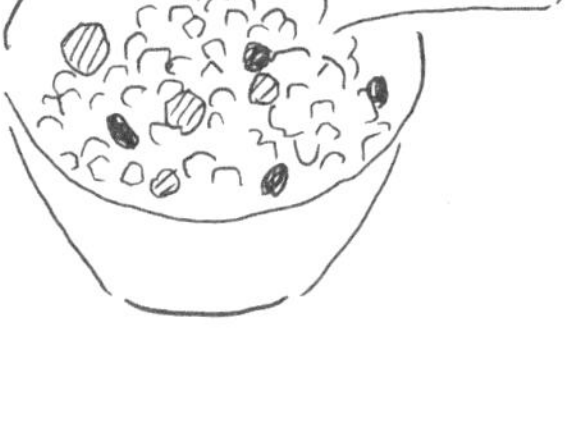

スーパーとコンビニの活用術

そのまま食べられる栄養価の高い食べ物を把握

スーパーの活用で大切なのは、手を加えずに食べられる食材をどれだけ知っているかだと思います。何もしなくてもそのまま一品として成立するもの、包丁を使わなくても洗えばそのまま食べられるものなどをいくつか頭に入れておけば、ラクをしながら栄養のある食べ物を食卓に並べることができます。

私も買い物かごには、いつもそんな食材がたくさん。例えば、洗ってそのまま食べられるベビーリーフはよく買います。わざわざセロリやきゅうりを切ってサラダに……といった面倒なことはせず、カットブロッコリーなどカット野菜もフル活用。タンパク質類でいえば、そのまま一品になるおさしみを重宝しています。夕方に行くと結構安くなっているので狙い目ですね。栄養満点のキウイは切ってスプーンですくって食べられるし、スイカ（じつはスイカが大好き！）など切るのが面倒なフルーツは、もちろんカットされているものを。皮ごと食べられるさくらんぼやぶどう、プチトマトは洗うだけでいいから手間のかからない、高栄養価の食べ物です。

小腹が空いた！に対応するゆで卵、汁もの

小腹が空いたとき、すぐに食べられるものが家にあると何かと便利です。例えば、ゆで卵。もちろん、生卵も買いますが、おなかが空いたタイミングからゆで始めるのが面倒なので、ゆでてあるものをよく購入します。今はコンビニにも売っているから便利ですよね。

そうそう、乾燥わかめを買っておくと、即席のスープが簡単にできますよ。カップに乾燥わかめと顆粒コンソメを入れてお湯を注ぐだけなので小腹対策にばっちり。

私の地元・沖縄には「かちゅー」という郷土料理があります。お椀に鰹節を入れ、お味噌を入れてお湯を注ぐだけ。火を使わないお味噌汁なのですが、小さい頃母に

よく作ってもらい、今でもよく飲みます。「かちゅー」に、とろろこんぶを入れたり、ねぎや梅干しを入れたりしてもおいしい。鰹節を買ってストックしておけばいつでも飲めるのでぜひ試してみてください。二日酔いにも効くそうですよ。

コンビニは外周しかまわらない

仕事の合間などコンビニにはよく行きます。ですが、私が入るのは、内側の陳列棚ではなく、外周だけ。内側レーンにあるお菓子やインスタント麺のコーナーには行かず、今食べるものしか見ないようにしています。なぜだと思いますか？

私のクリニックでは食欲を抑制し、満腹感を出すダイエットのお薬を処方しています。しかし、これだけで痩せられる人ってすごく少ない。なぜかというと、人間はものごとを目で見て覚えているため、おなかが空いていなくても目に入れば食べたくなってしまうから。いくら食欲抑制剤を飲んでいたとしても残念ながら「おいしそう」となってしまうわけです。食欲をそそるように作られたパッケージを見ると「食べたい」という欲求に駆られ、今食べなくても「あとで食べよう」とストックの購入につながってしまいます。人間、買えば食べてしまうため、最初から〈見ない〉ということが最大のポイントになってきます。

食べてしまいそうな危険を感じるなら、目に入らなければいい。誘惑だらけのコンビニの内側レーンには入らないのが賢明です。

さて、内側に入らずとも、注意しなければならない場所があります。レジ脇です。そこには、必ずといっていいほど小さいタイプのチョコレートが売られていますね。

しかし、私も鬼じゃありません。小さいサイズのチョコレートであれば、自分を許すことにしています。内側のレーンに行って大袋を買うくらいだったら、小袋で済ませる。「やだ私、買っちゃった！」と少々の罪悪感を感じながらちょいっと食べるくらい、自分への小さなご褒美としてよしとしませんか。

添加物ではなく、油や糖質を見て

コンビニでごはんを済ませるとき、私が買うものを少し紹介しましょう。

基本的にはサラダ、カット野菜。サラダを買うときはドレッシング付きを買わず、最近ではよくスティックタイプのサラダを買います。ほか、チーズに枝豆、スープ（電子レンジで温めるタイプ）。おにぎりを買うときはこんぶや梅、鮭など昔ながらの具に。サンドイッチは、テリヤキチキンなどは買わず、卵やレタス、トマトを選びます。最近ではパウチに入ったサバの味噌煮などもあるので積極的に利用します。

こういったコンビニ食の話をすると、必ず挙がるのが添加物や保存方法の良し悪しについて。まず、パウチに入った惣菜などに抵抗があるという方がいらっしゃいますが、私からいわせればあれこそが本当の保存食。真空状態にすることによって防腐を保っているわけですから、へたにお弁当を買うよりもいいのです。缶詰が怖いという方もいらっしゃいますが、昔ながらの保存方法なので、信頼してよいでしょう。

悪者にされがちな添加物は、規定されている上限の摂取量を超えなければ大丈夫。コンビニ食は、厳密に決められた基準をクリアして棚に並べられています。そもそも添加物の規定量は「これ以上摂ったら危険」と決められている数値の10分の1以下程度に定められているので、その量を超えることはなかなかありません。発がん性の物質など健康被害があるとされるものも同じく、基準が明確に決められ、その範囲のなかで販売されています。何もそこまで血眼になって心配する必要はないのです。

極端な例ですが、水を大量に飲んだら、人は死にます。水だけじゃなく、塩だって砂糖だって、摂りすぎると死ぬ。このことから考えても、極端な摂りすぎに注意すればば、むやみに怖がる必要性はないことがおわかりになるかと思います。

ただし腸内環境を荒らす人工甘味料には注意が必要。そしてそれ以上に、油や炭水化物など、基準が明確になっていないもののほうを気にしていただきたいと思います。この本でもお話ししてきたオメガ6の油や糖質も同じで、基準が明確になっていないものこそ摂りすぎてしまう可能性が高い、気をつけるべき存在です。

外食の注意点

食品添加物による真のリスクは肌荒れ

「外食は体に悪い」という認識を持っている方は多いかと思います。しかし、その本当の理由をご存じですか？

外食のデメリットとしてよく挙げられるのは食品添加物。食品添加物と聞くと「発がん性がある」などのイメージのほうが強いかもしれませんね。

しかし、前項でもお伝えしたように、食品に含まれている添加物は安全が確立されています。そもそも「発がん性が認められる量」という基準値の100分の1程度しか食品に入れられないように法律で決められているため、一般的に流通している食品が発がんに直結する確率は極めて低く、ほぼないといっても過言ではないでしょう。

それよりも私たちが気にしなければならないのは、腸内細菌。じつは、食品添加物によって腸内細菌が荒らされ、肌荒れしてしまう人が一定数いることがわかっています。食品添加物の真のリスクはがんではなく、腸内細菌の乱れにあるのです。

外食のしすぎは腸内を荒らす

例えば、ファストフードには食品添加物が多く入っているため、食べると腸内が荒らされます。ナゲットやポテトなどの揚げ物でなくても、一見体によさそうなビタミン食材やゼリー飲料などにも注意が必要ですし、健康に良い食材を使っていても添加物が入っている可能性は大いにあるのです。もちろん、すべての人に当てはまるわけではありませんが、これらを摂りすぎることによって、腸内環境が荒らされ、結果的に肌トラブルにつながってしまうわけです。

食べてみて、なんとなく体の調子が悪いと感じる方は要注意。外食が多く、便秘がちな人は当てはまりやすいといえそうです。

さらにオメガ6の過剰摂取によってアレルギーが引き起こされることがわかっています。飲食店では調理にサラダ油を使用しているところがほとんど。こう考えると、外食は選び方によっては体の不調の引き金となり得るのです。

ホルモンバランスを崩す高脂肪食にも注意

食品添加物だけではなく、みなさんには外食時に高脂肪食にも注意していただきたいと思っています。ファストフードに代表される高脂肪食を摂ることによって、ホルモンの分泌が撹乱されます。ホルモン分泌が過剰になり、特に男性ホルモン優位になると、ニキビの原因になってしまうことも。成長因子が異常に増えてしまうと、皮脂分泌も増えるため、肌荒れの原因にもなりかねません。

外食するときは、できれば和食系が好ましいです。ステーキ屋さんや焼き肉屋さんでもホルモンなど脂肪分の多いものは食べず、赤身肉を選んで。居酒屋では揚げ物ではなく、焼き魚を頼んだほうがいいし、イタリアンでもカルパッチョやアクアパッツァを食べたり……。外食でこそ、食べ物の質を気にしてください。

睡眠のとり方

ぐっすり眠るために大切なこと

ぐっすり眠るためには、脳を興奮させないことが大切です。ＹｏｕＴｕｂｅやスマホゲーム、テレビを見ていると脳が興奮してしまうため、寝る2〜3時間前にはそういった画面を見ないようにする。人は目からの刺激で興奮するので、部屋を真っ暗にして光をシャットアウトします。何かあったときには不安なので、私はスマートフォンを足元に置くようにしています。仕事の連絡や地震速報など緊急のときはウィーンと鳴れば起きられます。

また、裏技としておすすめしたいのは、ＹｏｕＴｕｂｅの画面を見ず、イヤフォンをして音だけ聞くこと。私の場合、日中子どもの世話でニュースを見る時間がないので、ラジオ感覚でYouTubeのニュース動画を聞くことが多く、耳で聞きながら寝落ちすることもしばしばあります。もちろん、このとき次の動画の自動再生設定はオフにしてくださいね。

睡眠前に運動すると心拍数が上がり交感神経優位になって興奮してしまうため、NGです。運動で疲れて眠るというのはあまりよくありません。運動はストレッチ程度にとどめ、体をリラックスモードにもっていきましょう。そのためにハーブティーや少しのアルコールを摂取するのもいいでしょう。ただし、アルコールはワインならカップ1杯程度にするなど少量にとどめるのが鉄則。それ以上になると脳が覚醒してしまいます。

眠れないときは無理に寝ないでいい

眠れないときの対処法は2つあります。ひとつめは、無理に寝ようとしないこと。「寝なきゃ!」と思うほど気持ちが焦り、悪循環に陥ってしまいます。いつか必ず眠気は来るので、無理に抗わず、放っておくのが一番です。

無理に寝なくても、光が入らない場所で目をつむり、静かに横になっているだけで体は休まります。「眠くないから仕事をしよう」でもいいんです。眠れないことを恐れず、そのままでいましょう。たまに私も眠れない夜がありますが、ベッドの上で目をつむり、「もし宝くじが当たったら……」なんて妄想を繰り広げて朝を迎えることがあります。

眠れないときの対処法のもうひとつは病院に行って睡眠薬をもらうことです。「飲みすぎると体に悪い」と睡眠薬にネガティブなイメージを抱いている方もいらっしゃいますが、基本的に睡眠薬は連用を前提として、長い期間使っても体に負担がかからないように設計されています。そのため、思うほど怖がる必要はなかったりする。最近では眠りを誘導する睡眠サプリも登場していますが、薬を飲んで眠れるのであれば、それでいいのではと私は思います。使える便利なものはどんどん使っていく。それが大切だと思います。

運動のしかた

運動よりもまずは鏡で全身を見て

「普段どんな運動をすればいいですか？」とよく聞かれますが、歩くなどして体を動かしているため、普通の生活を送っていれば、ひどい運動不足になることはありません。運動をすることよりも、まずみなさんに気にしてほしいのが自分の姿勢です。じつは、自分では真っ直ぐに立っているつもりだけど、正しい姿勢で立てている人はなかなかいないのです。

筋トレをしている方は、毎日自分の筋肉を見て状態を確認するといいますが、これってすごく大事なこと。姿勢も同じで、自分がどんな姿で立っているのか、座っているのかを確認する必要があります。姿勢のよさは美人への近道。1日1回は、全裸になって全身を見てみてもいいくらい、自分の体を確認することは重要です。下手に運動をするよりも鏡で自分の姿勢を見ることのほうがじつは何倍も意味があります。

座った状態での簡単エクササイズ

椅子に座った状態を鏡で横から見てみましょう。背中が曲がっているとか、あごが下向きだとかさまざまな気づきがあると思います。姿勢を正すために、座った状態でもできる簡単なエクササイズをご紹介します。

まず、椅子に座った状態でおなかに力を入れます。そのまま背筋をピンと張り、猫背にも反り腰にもならないように意識しましょう。おなかに力を入れると、自然と姿勢がよくなってくるはずです。脚は組まず、右膝と左膝はくっつけます。ただこれだけ。姿勢をよくするだけではなく、おなかのシェイプアップにもなりますし、膝同士をくっつけるのは、内ももに効いてきます。

立っている状態の姿勢を手っ取り早く確認する方法は、街なかのショーウィンドウを横目に見ることです。無意識で歩いているとき、背中が曲がっているかもしれません。立っているときもおなかに力を入れ、頭の上から糸で吊られているような気持ちで歩くと真っ直ぐな姿勢が保てます。

私はちらっとショーウィンドウを見たとき、自分の姿勢にぎょっとすることもしばしば。その都度、姿勢のよさを意識するようにしています。

余談ですが、テレビに出るようになってよかったと思えることがひとつあります。カメラで撮られ、誰かから常に見られていると意識することで、背筋をピンと張る意識ができ、格段に姿勢がよくなったのです。逆に気を抜いて猫背になっている状態でワイプに抜かれてしまうと、びっくりするほどブサイクに映ります。

人は無意識で座ったり、立っていたりするものです。だからこそ、定期的に見られているという意識を持つ。ちょっとしたことですが、これを気にすることがスタイルアップへの近道になるのではないでしょうか。

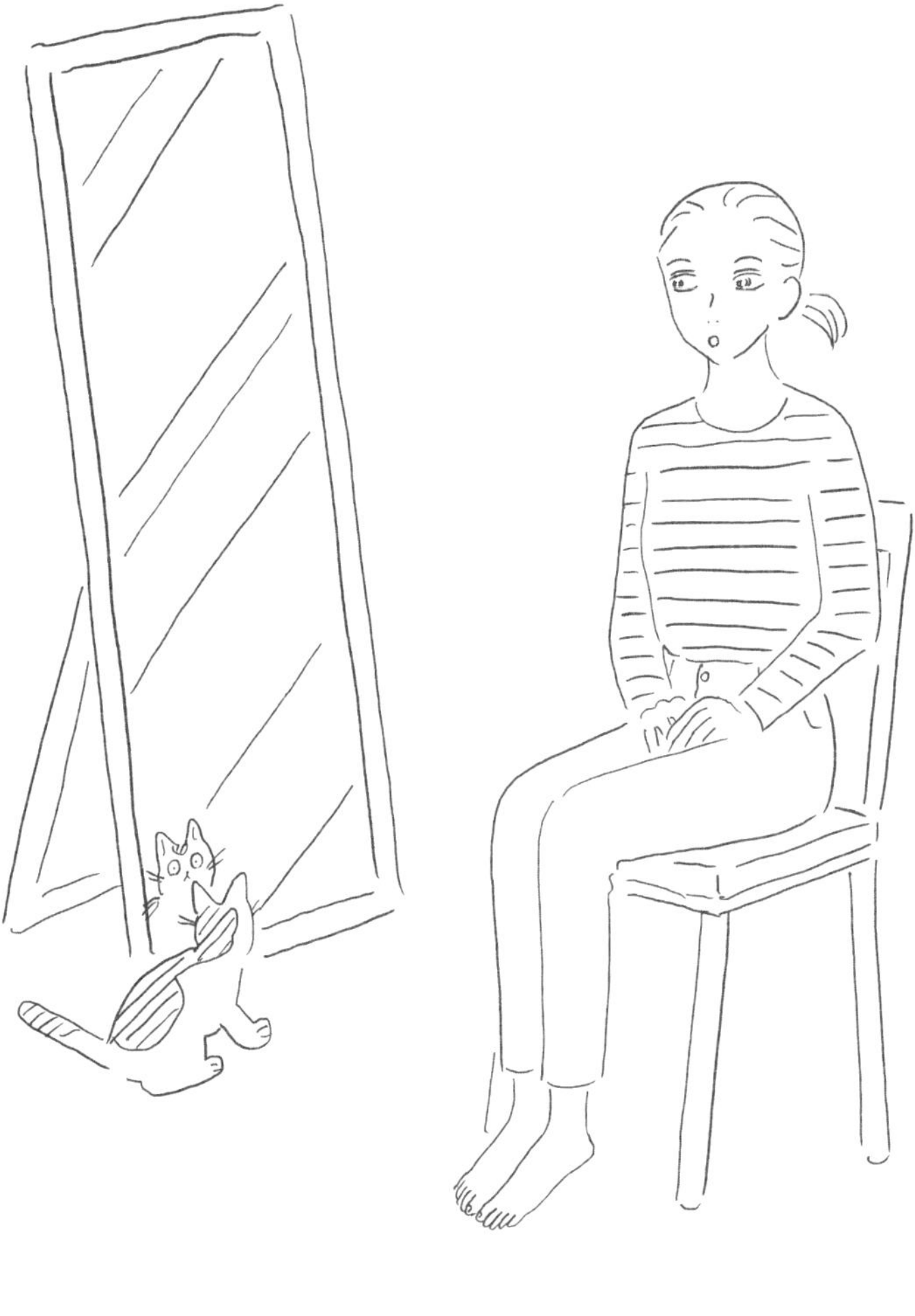

リラックスのヒント

体は、今日は日曜日だと思っていない

勤勉な日本人はリラックス下手だと思います。週末に旅行してもうまく休息できなかったり、日曜日に休もうと思っても、仕事のことを考えてしまったり……。そのような方々は、リラックスも〝頑張って〟しようとしているのではないかと思います。

はっきりお伝えいたしましょう、別に休日だからといってリラックスしなければいけないわけではありません。むしろ毎日の習慣は変えずに過ごしたほうがいいのです。

「読書をしたい」「運動がしたい」と本当にやりたいことがある場合はぜひやってください。でも、無理に「休日だからヨガで体をほぐさなきゃ！」などとリラックスにこじつける必要はありません。いつも通りの時間に朝起きて、ごはんを食べて、テレビを見てゴロゴロして……。それが変に気張るようだったら、平日のように仕事をし

たっていいのです。じつは、生活リズムを変えないほうが体はリラックスするもの。体は今日が休日だと思って動いているわけではないのです。

リラックスにとらわれない

平日を忙しく過ごされている方は、できないとわかっていても寝溜めをすることが多いかと思います。すると、なんとなく倦怠感が残ったり、顔がパンパンにむくんだりと気づかなかった不調があらわれてしまうことも実感されていることでしょう。結論、いいことはありません。

それだったら、平日と同じ時間に起床して、ソファでゴロゴロしているほうが何倍もいい。先ほどもお伝えした通り、生活リズムを変えないほうが体はリラックスします。いつもと同じように起きて、同じような時間に食べ物が入ってきて、排泄をする。平常運転のリズムを乱さないほうが当然体も楽ちんです。

旅行など非日常な行動をするときにも同じことが言えます。出先ではりきって朝ごはんを食べると、なんとなく内臓が疲れるように感じませんか? いつも朝ごはんを食べていないのなら、無理をして朝食べる必要はありません。いつものルーティーンを続けてあげるほうが体のためなのです。

なかには、ルーティーンを決めるのが苦手な方もいらっしゃるかもしれませんが、ルーティーンをこなすことが絶対ではありません。決めて、そのルーティーンを繰り返すことが楽だったらいいと思います。もし、ストレスになるようだったら、やめていいし、変えていい。気持ちがいいからやるのがルーティーンだということを忘れないでください。

目をつむって横になる、湯船に入る

リラックスにとらわれなくてもいいとはいったものの、おすすめしたいリラックス法が2つあります。まず、忙しい時期に少しでも体を休めたいときは、目をつむり、横になってください。変にマッサージに行くよりも静かで暗い部屋で黙ってぼーっとしているほうが体にとってはいい。これだけで脳も休まります。

時間があるときは、湯船に入るようにしましょう。じつは私、どんなに疲れていても毎日湯船に入らないと気がすまない性分です。それくらい温かいお湯に浸かることには大きなメリットがあります。まず、湯船に入ると血流がよくなります。すると、血行が促進され、体の隅々まで栄養や酸素がいきわたる。血流は一番の美容液だといっても過言ではないほど、美容にとって重要なものなのです。

忙しくて難しいという方は、ホットカーペットで脚だけ温めたり、脚だけかけ湯をしたりするだけでも随分と変わってきます。

マインドセット、習慣づけたいこと

「考える」ことをやめてみる

朝起きて、ごはんを作って、子どもの世話をして、仕事に行って……。私たちの生活は毎日たくさんの〝やること〟であふれています。ひとつひとつ、いちいち考えていたら生活がまわらない！　そんななか、私が実践しているのは「考えない」ということです。

「考えない」ためには、きちんとこだわるところと楽をするところを決めておく。力の入れどころと抜きどころを知っておくと、生活のなかで無駄がなくなり、ストレスフリーに過ごせるのです。

例えば、服のマイ定番を知っておくことも大切です。144ページで、自分にもっとも似合うマイベスト服を見つけるというお話をしましたが、似合うものなら毎日同じ服でもいいと私は思います。スティーブ・ジョブズではありませんが、私はだいたいワンピースかスカートにブラウスを合わせたものを着ると決めています。逆にデニムやスニーカーは似合わないから着ない。毎日の服を考える手間も省けますし、余計なものも買わなくなるので一石二鳥です。

栄養が摂れる1週間献立を決めてしまう

本書の最後でも少し紹介していますが、私は「サーモン（魚を食べる）の日」「カレーの日」などと1週間の献立を決めています。あれもこれも作れないですし、食べ慣れているものでないと子どもたちも「何これ？」とクエスチョンマークが浮かんでしまいますから。この本でお話ししてきたような食べたほうがいい食材や摂ったほうがいい栄養を優先した献立のマイ定番を食卓に並べているのです。

バラエティに富んだ料理も素敵だとは思いますが、私はこのマイ定番をだいたい1年ごとに更新していければいいなと思っています。「これまでタルタルソースに合わ

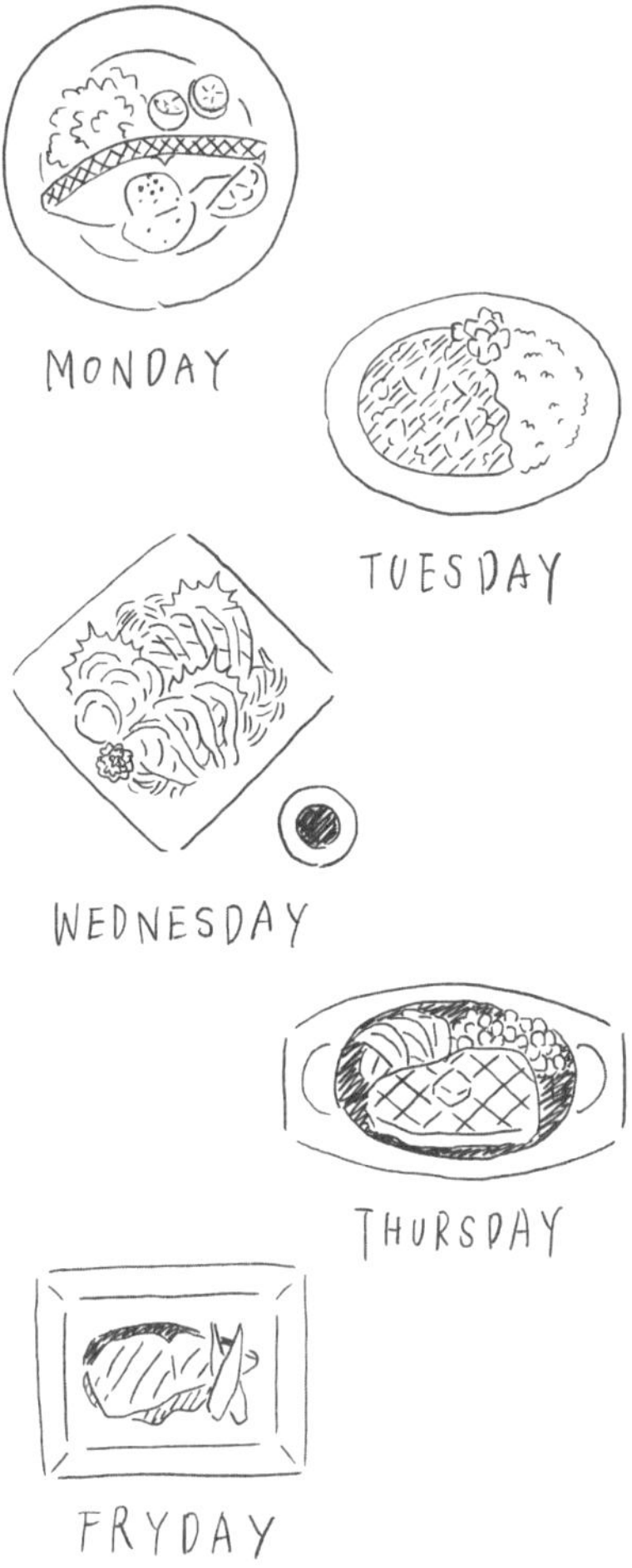

せていたけれど、今回はホイル焼きにしてみよう」だったり、「今日は鮭のお鍋にしてみよう」だったり……。マイナーチェンジはあるものの、基本は大きく変えない。

それでもマイ定番を決めておけば、栄養的には十分です。

今や、料理は極めるのではなく、レシピを見たまま作る時代。そこまで手を加えずぎなくてもいいのではないかと私は思っています。栄養が偏らないようにするための定番1週間献立を作ってしまえば、考えるストレスも減っていくでしょう。

ときにはミールキットに頼る

「考えない」の究極はミールキットに頼るということ。私もよく利用するのですが、その日に食べる食材が処理されていて、味も決まっているミールキットは夕食の献立を考えず、栄養満点なものを食べられるからとても便利。盛り付け例も見たまんまますればいいので、これも「考えない」で済みます。割高に思えますが、最近はスーパーでオリジナルのミールキットを販売していたりと、手ごろなものが多く出ています。毎食ではなくたまに使うと思えば手が届かないものではありません。

もちろん、キット以外を否定する気はありませんが、食材ひとつを使い切るのも大変ですよね。にんじんがちょっと残ったからどうしようかと悩む時間ももったいない。ミールキットだったら、今日使う分だけだから廃棄もなくなり、食材を腐らせることもなくなります。人にも物にも頼れるものには頼り、自分のストレスをどんどんなくしていくのも生活するうえでは大切なのではないかと思います。

高い志を持たないことが長続きさせるコツ

さて、本書の「はじめに」でも〝頑張る〟ことをやめるお話をしましたね。楽をすることは悪いことではありません。大切なのは、いかに楽をして気分よく続けられるか。

そのためには、必ず達成できる目標と期間を設定し、達成したときに自分にご褒美をあげることが必要です。「これができたらこんなにいいことがあるんだ!」という達成の喜びを覚えて自分自身のモチベーションを上げられると、どんなことでも長続きします。

ポイントは、期間を決めること。例えば、60キロの人が突然、1年で45キロまで落とすと目標を立てたとしても永遠にできないでしょう。志が高すぎて挫折しますし、何より1年という長い期間ではモチベーションを維持できません。だったら、まずは1ヶ月で2キロ落とし、58キロを目指そうという目標を立てたほうが現実的。そして、「2キロ落としたら、前から欲しかったあの服を買おう」「気になっていたレストランでおいしいごはんを食べよう」と自分にご褒美を与えましょう。人間、急すぎる高い目標はストレスになります。期間を決めて、自分がクリアできる範囲の目標を立てることが大切です。

ダイエットでも勉強でも、「1日頑張ってみよう」だけでも構いません。「今日、サラダを食べよう」でもOKだし、この本でいえば、まずは「1つだけやめてみよう」で十分です。みなさん毎日頑張られているのだから、1つやめられたら自分のことを目一杯褒めてあげてください。気づいたら3つやめられている！　そんなレベルでいいのです。

挫折や失敗をしたとしても、落ち込んでいてはもったいないです。1週間で1キロ痩せてからリバウンドしてしまった場合でも、あなたは「1週間で1キロも痩せた」という実績を手に入れたことになります。だから、またやればいい。自分の功績を信じましょう、過去の自分はできたのだから大丈夫です。

アレルギーの新事実

みなさんにアレルギーの新事実をお伝えする前に、皮膚と腸の免疫についてお話しさせてください。

皮膚も腸もそれぞれ外的刺激から体を守るための免疫を備えています。皮膚にはバリア機能があり、たとえその表面に細菌がついたとしても、体の中に入らないように働くのが正常な反応です。しかし、皮膚に傷がついていた場合は別。バリア機能が低下していることから、アレルギーなどの症状が現れます。皮膚は体の最前線にあるため、アレルゲンの影響を受けやすい部分なのです。

腸の免疫は、口から入ってきたものに対して働きます。極端な例になりますが、もしもすべての食べ物に対してアレルギーがあって、免疫が働いてしまったら、食べられるものがなくなってしまいますよね。そのため、腸は「免疫寛容」という機能を備えています。免疫寛容とは、「これは異物だけど、異物とみなさないように」と体が受け入れ態勢を作る機能のこと。口から入って消化するものに対して、「免疫」が「寛容」になるのです。

昨今、ある研究者が離乳期からピーナッツが含まれているおやつをよく食べるイスラエルの子どもたちと、離乳期からピーナッツを含む食品を避ける傾向にあるイギリスの子どもたちそれぞれに、ピーナッツアレルギーの検査を行いました。すると、離乳期からピーナッツをよく食べる傾向にある子どもたちのほうがピーナッツアレルギーを持つ割合が低いという結果が出たのです。日常的にピーナッツを食べていた子どもたちには、先の免疫寛容が働いていたことになります。

さらに詳しく調べたところ、ピーナッツを避ける傾向にあるイギリスの子どもたちの中でピーナッツアレルギーを持つと診断された子の多くは、おむつかぶれなどで肌が荒れた時期に、ピーナッツオイルを含んだベビーオイルを使用していたことが判明。これは、バリア機能が低下していた肌へピーナッツオイルが触れたため、皮膚から少しずつアレルゲンが入り、アレルギー反応が起こったためと考えられます。これを「経皮感作」と呼びます。

ピーナッツを食べていなかったのに、ピーナッツオイルを使っていたら、アレルギーが発症した……。皮膚からアレルゲンが入って食物アレルギーが発症することがわかったうえに、完全除去が主流だった過去の定説が腸の免疫寛容の証明によって覆されたのです。

アレルゲンとなる食べ物を少量ずつ食べたほうがアレルギーは起きにくくなること。最初に、口からではなく皮膚にアレルゲン物質が触れることでアレルギーを発症するリスクがあること。これがアレルギーの新事実です。

肌を清潔に保ち、食べ物との〝はじめまして〟は腸にする

現在では、離乳食を始める時期は5〜6ヶ月ごろからというのが通説です。全員に当てはまるわけではありませんが、アレルギーの症状や数値を見ながら少しずつ食べさせて負荷を与え、慣れさせていくことが現在のアレルギー治療の主流となっています。これを「経口感作療法」と呼び、特に三大アレルギーといわれる「小麦」「卵」「乳製品」は、この方法で少しずつ体に慣れさせ免疫寛容を獲得させたほうがいいとされています。

皮膚からのコンタクト、つまり経皮感作を防ぐという観点からみると、小児期のスキンケアもとても大切になってきます。もし湿疹が出ているなど、お子さんの肌に異常があったら、まずはそれを迅速に治療しましょう。

小児期は皮膚を清潔に保つこと。そのうえでアレルゲンとなる食べ物とのファーストコンタクトは、腸がベストだと言えます。子育て中の方、これから子育てをする方は、ぜひ心がけてくださいね。

大人の肌も要注意！ 傷を絶対に放置しない

子どもだけではなく、大人でもこの例が当てはまります。じつは、主婦の方でも手湿疹が多い方のほうがアレルギーを起こす可能性が高いという研究結果が出ているのです。子どもと同様、手湿疹が出ているということは肌のバリア機能が低下している証拠。このときにやまいもなどアレルギーの元となるものと接触すると、そこからアレルゲンが入ってきてしまい、やはり反応が出やすくなってしまいます。

皮膚は、外的刺激から私たちを守ってくれる大きな袋だとイメージしてください。当たり前ですが、袋が破けてしまえば外からアレルゲンなどよくない物質がどんどん入ってきます。大きな傷でなくとも、乾燥していると目に見えない傷がついているため、袋が破れていることに変わりありません。手湿疹やかぶれなどの傷は袋がもっと大きく破れているので、アレルゲンがより入ってきやすいといえます。

アレルゲンはどのタイミングで入ってくるかわかりません。あまりにも手荒れがひどいようなときは、治るまで手袋をはめて水仕事をするなど工夫をしましょう。

また、このように、皮膚が傷ついた状態で温泉やプールに行くと、アレルゲンが入ってくる可能性は低いですが、バイキンが入り、炎症を起こしてしまうこともあります。やはり、傷は放置しないに限ります。

一週間の食事例

私の普段の食事をご紹介します。平日5日間で魚を3回以上、赤身肉を1回は食べます。3食無理して食べるのはやめて、体調に合わせて1日1・5～2食で調整しています。

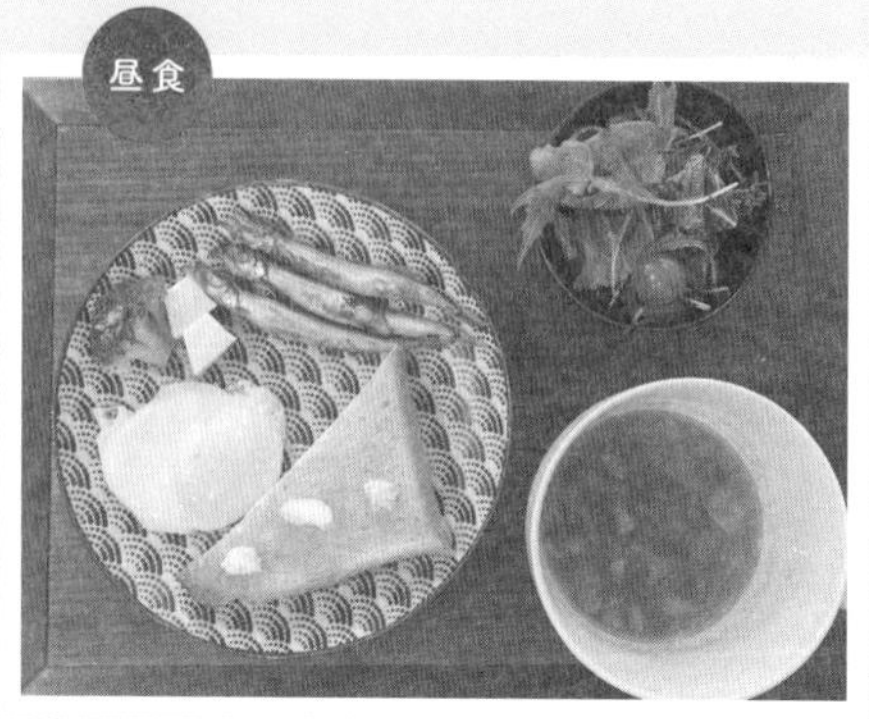

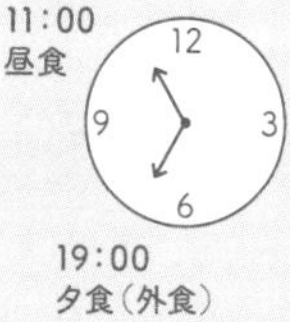

Menu
サラダ
トースト
目玉焼き
ししゃも
（ブロッコリー、チーズ豆腐添え）
ミネストローネ

前日の夕食時間が遅かったので、朝食を抜いてランチタイムにしっかりと食事をしました。チーズ豆腐は、ソイチーズなどとも言われているもの。市販品もありますし、絹ごし豆腐を使って自宅で作ることもできます。骨ごと食べられる小魚はできるだけ週に1度は食べるようにしています。トーストにはバターを少しだけトッピング。ミネストローネは作り置きしてあるものです。

夕食

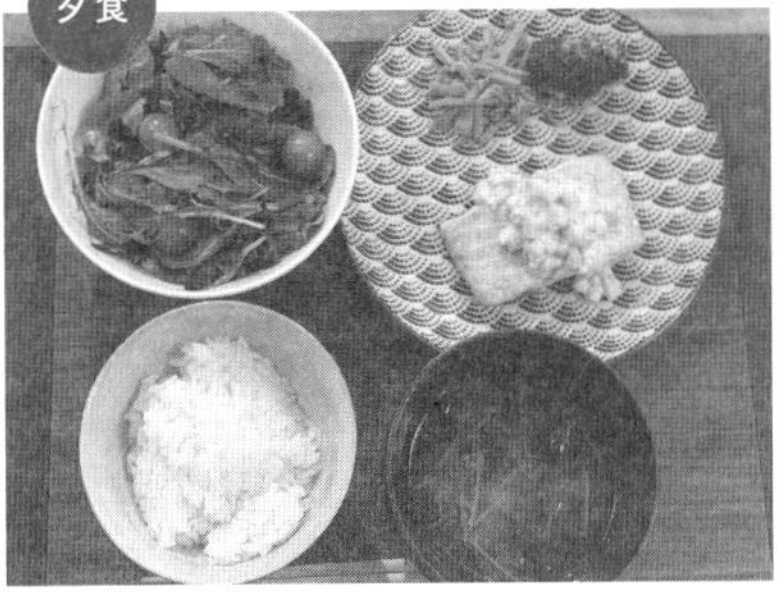

週に1日はサーモンの日と決めています。良質なタンパク質と油がしっかり摂れるだけでなく、アスタキサンチンなどの抗酸化物質も含まれ、おまけに手に入りやすい優秀な食材。ソースに使ったマヨネーズはオリジナルで作った商品で、植物性の良質なオイルを使用。サラダはパックのベビーリーフを洗ってミニトマトをのせたものが定番。包丁・まな板要らず！

Menu

サラダ
サーモンムニエル
（マヨネーズ、コーン、にんじんのソース）
にんじんとごぼうのきんぴら
ブロッコリー添え
味噌汁

12:00　昼食

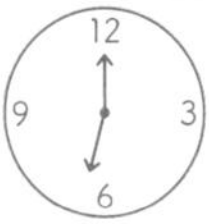

18:30　夕食

12:00　昼食

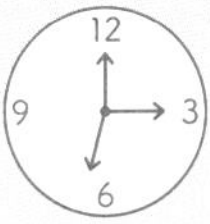

15:00
間食（ヨーグルトとブルーベリー）

18:30　夕食

Menu

生姜焼き
煮物（大豆、こんにゃく、にんじん）
味噌汁

お肉がメインの夕食の献立です。生姜焼きは、時間がない日でも手早く作ることができて大助かり。サラダの代わりに、キャベツの千切りやトマトなどの生野菜を添えました。煮物は市販のお惣菜を使っています。ものによっては糖分が多いので、食べる量を調整して。白米を食べるときは必ず野菜や海藻を使った味噌汁を添えます。

夕食

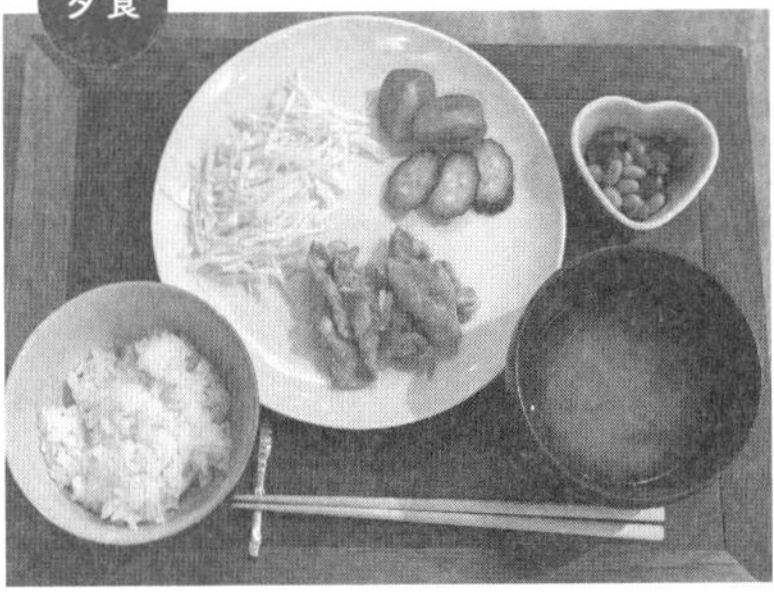

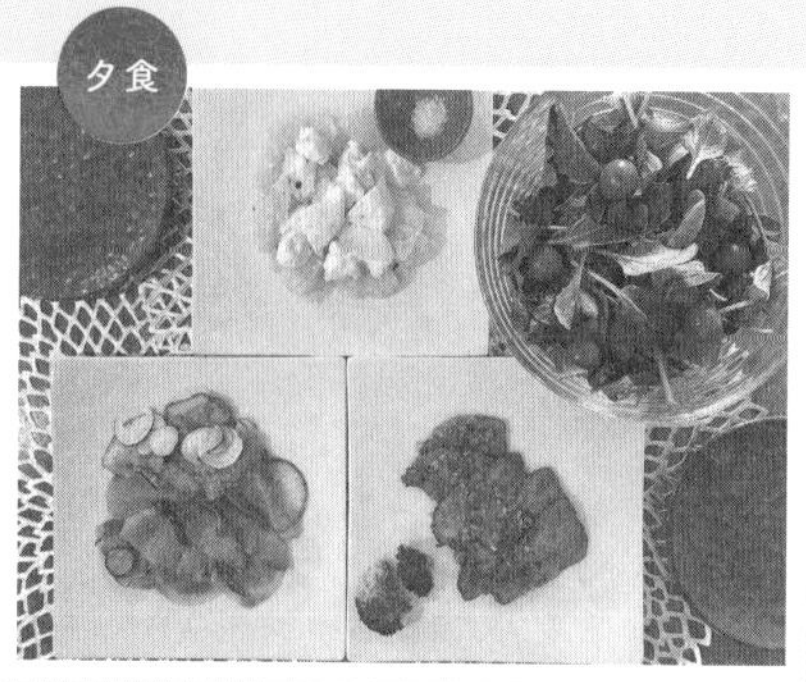

市販のお惣菜をお皿に並べ替えた夕食。普段のお皿を使うことで自分の食べている量をしっかり把握することができます。この日のように、週に1度はステーキなどの牛肉を食べるようにしています。ぶんたんとモッツァレラチーズは塩とオイルでシンプルに。ワインなどをつければ、ちょっとしたおもてなしにもなりますね。

Menu
サラダ
カルパッチョ
牛のたたき
ぶんたんとモッツァレラチーズ

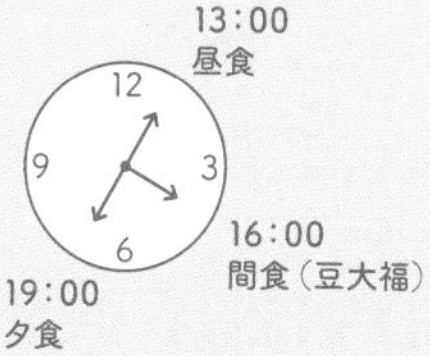

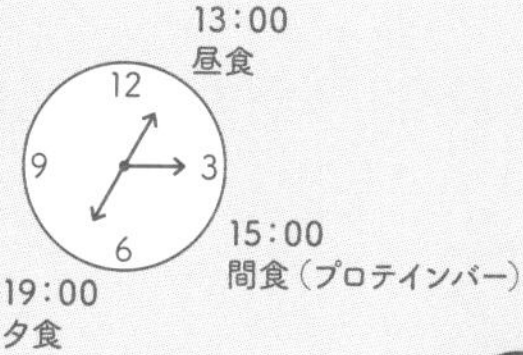

Menu
サラダ
アクアパッツァ
（すずき、あさり、ブロッコリー、トマト）
味噌汁

アクアパッツァは、簡単でボリュームがあり、魚介の栄養をたっぷり摂れます。今回はスーパーで購入したミールキットを使用しました。2〜3人分で500円以下とお手頃。盛り付けもパッケージの写真通りにするだけなので、あれこれ悩まずにできてとても助かります。作り置き惣菜を少しずつ並べれば、栄養価も上がり、テーブルのいろどりもよくなります。

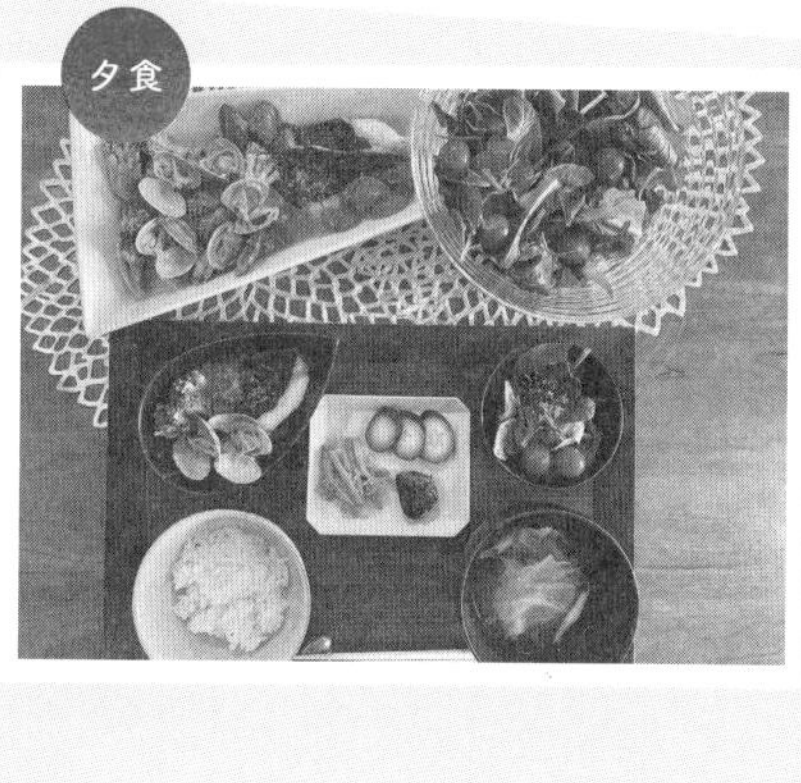